CONTENTS
介護予防・健康づくり
2018 Vol. 5 No. 2
ISSN 2434-1614

巻頭言：介護予防≒フレイル対策の一語に尽きる
　　　　田中喜代次・大須賀洋祐 … 68

特集
フレイル高齢者への生活支援

地域型フレイル対策
〜フレイル予防におけるエビデンスの普及と実装〜
　　　清野　諭・野藤　悠・北村明彦・新開省二 … 71

院内型フレイル対策〜メンタルフレイルの視点から〜
　　　根本みゆき・新井哲明 … 78

軽度認知症とフレイル対策
　　　三宅眞理・淵岡　聡・細見亮太・久保田眞由美・
　　　増田俊介・梅村享司・西山利正 … 82

加西市のフレイル予防の取り組み
〜ポイント事業によるポピュレーションアプローチ〜
　　　深江克尚 … 86

管理栄養士によるフレイル対策
〜地域高齢者の低栄養を予防する〜
　　　田中和美・湯野真理子 … 91

Keynote
フレイルとポリファーマシー
　　　秋下雅弘 … 97

認知症予防への期待と現実
　　　藤原佳典 …102

介護予防・健康づくりの実践事例
虚血性心疾患の元気長寿に向けた運動教室の実践例
　　　渡邉　寛・鄭　松伊・染谷典子・若葉京良・
　　　田中喜代次 …107

介護予防・健康づくりの先端研究
高齢者の栄養（特にタンパク質）と運動の重要性
　　　野﨑礼史 …111

時流トピック
高齢者に対する心臓マッサージ・AEDを考える
　　　立川法正 …115

日常会話式認知機能評価（Conversational Assessment of Neurocognitive Dysfunction：CANDy）の開発と認知症のスクリーニング
　　　佐藤眞一・大庭　輝 …117

[学会通信]
学術論文誌「介護予防・健康づくり研究」投稿規定 …121
日本介護予防・健康づくり学会会則 …123
日本介護予防・健康づくり学会役員名簿 …125
日本介護予防・健康づくり学会入会申込について …126
執筆者紹介 …127

編集委員長
田中喜代次（筑波大学名誉教授）

編集委員
久野　譜也（筑波大学教授）
坂本　静男（早稲田大学教授）
鳥居　　俊（早稲田大学准教授）
重松　良祐（三重大学教授）
岡　浩一朗（早稲田大学教授）
田中　弥生（関東学院大学教授）
新開　省二（東京都健康長寿医療センター
　　　　　　研究所副所長）
田邉　　解（駒沢女子大学准教授）

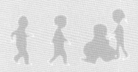

発行日：2018年12月1日
定　価：本体1,000円＋税
発行所：日本介護予防・健康づくり学会
発行人：田中喜代次

学会事務局
〒30
茨城県つくば市天王台1-1-1
筑波大学体育系内
（大藏研究室気付）
Tel. 029-853-8929
Fax. 029-853-2989
e-mail：jshpsa.info@gmail.com

編集事務局・発売所
株式会社　杏林書院
〒113-0034
東京都文京区湯島4-2-1
Tel. 03-3811-4887
Fax. 03-3811-9148
e-mail：JSNWHP@kyorin-shoin.co.jp
印刷所：三報社印刷株式会社

巻頭言：介護予防≒フレイル対策の一語に尽きる

田中 喜代次[1]・大須賀 洋祐[2]

　フレイル（frail）とは，「加齢に伴い生理的な予備能力が低下し，ストレッサー（感染症，手術，投薬など）に対する回復力（恒常性）が低下した脆弱な状態」を表す"frailty（虚弱）"[1]を日本語に訳す際に，日本老年医学会[2]が新たに提唱した用語である．Frailty は日本語に直訳すると"虚弱"となるが，日本語の"虚弱"には不可避的・不可逆的な意味合いが色濃く含まれており，可塑的・可逆的な（改善の余地があるという前向きな）意訳を反映させるために，あえてカタカナで形容詞のフレイルと表現している．

　欧米諸国における"frailty"の概念は，もともと身体的な脆弱性（身体的フレイル）として捉えられていたが，最近になって認知機能障害やうつなどの精神・心理的な問題（精神・心理的フレイル），独居（孤食）や経済的困窮などの社会的な問題（社会的フレイル）を含む多面的な概念として捉えられつつある．日本老年医学会もこの潮流に乗ってフレイルの概念を提唱し，健常と要介護状態の中間的な段階，つまり可塑的・可逆的な状態と位置づけている．要約すれば，フレイルとは「生活機能障害・要介護，疾患の重症化，入院の長期化，施設入所，死亡などの可能性が高まった状態であるが，現状維持の遅延（先送り）や改善が間に合う段階」を表す概念といえる．

　フレイルの予防策は個人レベルでの適切な食事・運動介入を2本柱（基本）とし，できるだけ個人レベルでの社会活動や社会参加（人とのつながり，結びつき）を加えた3本柱のもと，それらを支える地域レベルでの社会的資源（ソーシャルサポートなど）の活性化が土台となる．そのため運動や食事内容を充実させるだけでなく，社会的な交流（サポートや寄り添いを含む）が継続的かつ確実に促進されるように，近隣の地域住民や行政と密接に連携しながらフレイル予防・対策事業を推進する必要がある．このような取り組みは身体的フレイル，精神心理的フレイル，そして社会的フレイルに向けた包括的な介入として，双方向からのシャトル介入による相乗効果が期待できる．

　また各フレイルの進行過程には，サルコペニア，骨粗鬆症，慢性肺疾患，心疾患，脳卒中，高度肥満，糖尿病，腎疾患，認知症といったさまざまな疾患やメンタル面の不調などが複雑にかかわっているため，内服薬（特に多重併用投与，多剤投与）への対応も重要である．ベンゾジアゼピン系薬剤や抗うつ薬，抗コリン

筆者：1) 筑波大学名誉教授
　　　2) 東京都健康長寿医療センター研究所

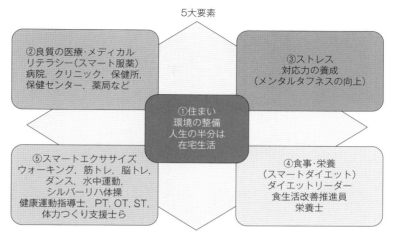

図1 人々の健幸華齢実現に向けた支援者の役割（田中・小貫，2016[4]）

作用を有する薬剤（パーキンソン病，うつ，過活動膀胱，排尿障害などに処方されるもの），一部の糖尿病薬はもちろんのこと，非ベンゾジアゼピン系薬剤の長期にわたる継続使用は，認知機能障害，転倒，骨折と関連していることが報告されており，介護予防，健康長寿を実現するには，医師や看護師，薬剤師がフレイルへの理解を深め，内服薬を適切に処方することも重要であろう（図1，図2）．

フレイル対策にはフレイルの定義に用いられる表面的な症状に固執せず，その根本である生理的，心理的，社会的な脆弱性に影響を与える要因へのアプローチが欠かせない．そのためにはまず本人が健幸華齢（successful aging）[3]を目指せるような導き，そしてそれが実現できるような環境，医療，心理，運動，栄養を含む包括的な支援を提供することが必要である．図1は介護予防，フレイルの進行抑制，健康長寿，健幸華齢の実現のためには，住居環境の整備，医療リテラシーの向上，筋トレなど運動の習慣化や脳トレ教室[4]への参加（社会参加），適切な食生活，そしてストレスコーピングが重要であることを表している．図2はその具体的な日常のイメージ図である．

最近，厚生労働省は健康寿命を延伸させるため，高齢者の保健事業と介護予防を一体的に実施する方針を固めた．これまでは要介護状態に至るまでは医療保険，介護予防は介護保険，と別々に行われたが，これらを一体化することで保健師が効率的に高齢者に接触できるようになり，フレイルに該当するようなハイリスク高齢者への対応が合理化できると期待されている．保健師や栄養士は介護予防現場（体操などを実践する"通いの場"）に定期的に訪問し保健指導や健康相談を担うとともに，それらの情報をかかりつけ医と共有することを想定している．通いの場の担い手としては，地域住民による積極的な関与が必要である．地域住民による介護予防現場の好例として，茨城県では平成17年度から高齢のボランティア「シルバーリハビリ体操指導士」を養成し，指導士による体操普及活動が主体的に展開されている[5]．

今回の特集では全国でフレイル対策に日々，鋭意，取り組んでいる住民リーダーや行政，学識者に，それぞれの立場から課題解決に向けた見解を述べていただく

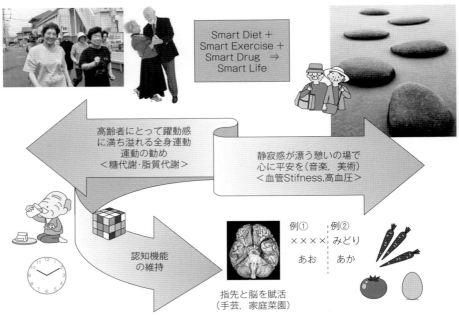

図2 フレイル対策によるスマートライフ（smart life）への導き（田中喜代次, 未発表資料）

こととした．以下は，筆者からのメッセージである．

[健康寿命の延伸を企図した教室のミッション]
①単に筋トレやウォーキングを実践するだけでなく，"地域づくりの視点"をもって，住民相互がつながり合い，有意義な地域社会を築こう．
②指導的立場の住民リーダーは，"ファシリテーター（行政と住民の橋渡し役）"であるとともに，多種多様の健康課題を抱えている住民に向けて適切に寄り添っていこう．
③一般住民とリーダーは自らの社交場として位置づけるとともに，社会参加の困難な住民に対して社会参加を促していこう．

【付記】「介護予防」を英語で伝えようとすると，欧米人には全く通じない．そこで，「要介護化状態の抑制」または「要介護化の防止」などに置き換えると，通じることがある．議論を重ねた結果，学会名を Japan Society of Health Promotion for Successful Aging, 会誌名を Japanese Journal of Health Promotion for Successful Aging と決めた理由がこのあたりにある．

文　献

1) Morley JE, Vellas B, van Kan GA, et al.：Frailty consensus：a call to action. J Am Med Dir Assoc, 14：392-397, 2013.
2) 日本老年医学会：フレイルに関する日本老年医学会からのステートメント．2014.
3) 日本体育協会監修，田中喜代次編：健幸華齢（Successful Aging）のためのエクササイズ．サンライフ企画，2013.
4) 田中喜代次，小貫榮一：スマート脳トレ．騒人社，2016.
5) 小澤多賀子，田中喜代次，清野 諭：高齢の介護予防ボランティアによる体操普及活動の有益性．健康支援，17：15-26，2015.

特集　フレイル高齢者への生活支援

地域型フレイル対策〜フレイル予防におけるエビデンスの普及と実装〜

清野 諭[1] ・野藤 悠[2] ・北村 明彦[1] ・新開 省二[3]

■ はじめに

フレイルとは老年医学で用いられているフレイルティ（frailty）[1]の日本語訳である．その概念的定義には時代変遷があるが[2,3]，現在では厚生労働省研究班が，フレイルを「加齢とともに心身の活力（運動機能や認知機能等）が低下し，複数の慢性疾患の併存などの影響もあり生活機能が障害され，心身の脆弱化が出現した状態であるが，一方で適切な介入・支援により生活機能の維持向上が可能な状態像」として定義している[4]．本稿ではフレイル予防を地域で推進すること（地域型フレイル対策）の意義やコンセプト，その具体的事例について紹介する．

■ 1．なぜ地域型フレイル対策が重要なのか

秋山[5]は全国高齢者代表サンプル 5,215 名を 20年間追跡したパネル調査により，高齢期の生活機能の加齢変化パターンが大きく 3 つ（サクセスフルエイジング：successful aging，早発性障害：early-onset disability，遅発性障害：late-onset disability）に分かれることを示している．早発性障害とは高齢前期に生じる（生活習慣病等をきっかけとして，生活機能が比較的短期間で急激に低

下する）タイプを，遅発性障害とは高齢後期に生じる（加齢の影響を受けながら，生活機能が比較的長期にわたって緩やかに低下する）タイプをそれぞれ指し，後者が男性の 70%，女性の 88%と圧倒的多数を占める[5]．これは今後，高齢者の多くがフレイルを経て要支援・要介護に至ることを示唆している．したがって政策的観点でみれば，このフレイルを 2〜3 年でも先送りできれば，個人としてのみならず地域全体の健康余命の延伸につながるとの仮説が立てられる．

もう 1 つ看過できない視点は，今後の 75 歳以上（後期高齢）人口割合の増加とその地域差である．後期高齢人口割合は 2025 年には全都道府県で 15%を超え，地方部では 20%を超える道県が現れる（図 1A）[6]．一方 2010 年から 2025 年までの後期高齢人口の増加率は，地方部よりも大都市とその近郊部で顕著に高値を示す（図 1B）[6]．つまり地方部の後期高齢人口割合は現時点で比較的高水準にあり，今後も緩やかに増加する．これに対し都市部の後期高齢人口割合は，現時点では比較的低水準にあるものの，今後地方部と同水準まで急増する．特に大都市では増加速度（速い）と絶対数（多い）という観点から，フレイルや認知症対策を講じることが求められる．

このような各地域特性（上述の特徴だけでなく，組織や人的・社会的資源）に応じた取り組みが成果として現れるには年単位の時間を要するため，早期から着手することが望ましい．

筆者：1）東京都健康長寿医療センター研究所社会参加と地域保健研究チーム
　　　2）地域医療振興協会ヘルスプロモーション研究センター
　　　3）東京都健康長寿医療センター研究所

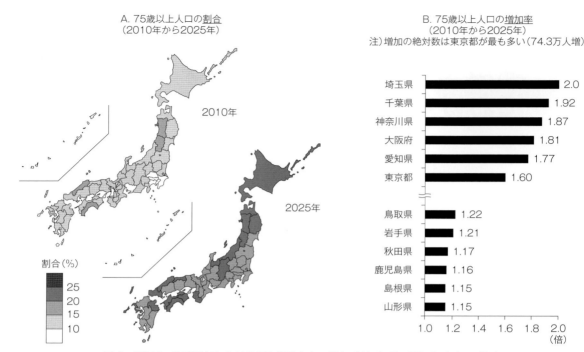

図1 2010〜2025年における75歳以上人口割合（A）とその増加率（B）の推計
国立社会保障・人口問題研究所「日本の地域別将来推計人口（平成25（2013）年3月推計）」[6]をもとに作図.

2. 地域でどのようにフレイルを評価するか

　当該地域の実態（たとえばフレイル高齢者の割合）や，実施した取り組みの有効性を検証するには，妥当性の担保された指標でフレイルを評価する必要がある．フレイルの評価方法には握力や歩行速度等の客観的項目を含む方法と，主観的項目（質問紙）のみによる方法がある．前者として近年では厚生労働省研究班より，わが国のフレイル評価の基準（J-CHS基準）が示されている[4]．しかし，必ずしも握力や歩行速度等の測定可能な要件（測定用具や測定者，測定スペース等）が整うわけではないため，地域で簡便にフレイルを評価するには質問紙による方法も念頭に置く必要がある．

　質問紙によるフレイル評価には国内外で多様な指標が用いられている[3,7]．わが国で最も頻用されているフレイル評価のための質問紙として，介護保険制度のもとで使用されていた「基本チェックリスト」がある．本来，要介護リスクの高い者のスクリーニングを目的としたものであるが，25の質問項目のなかに身体的，精神・心理的，社会的側面が包含されているため，フレイルの指標としても活用されるようになった．25項目中の該当項目数が8個以上であればフレイル，4〜7個であればプレフレイル，0〜3個であればフレイルなし，と定義する．この定義を用いて5,542名の日本人高齢者を3年間追跡した結果，フレイルの者では新規要介護認定と総死亡リスクがフレイルなしの者よりも有意に高かったことが報告されている[8]．

　他には，表1の「介護予防チェックリスト（簡易フレイル指標）」[9-11]などが用いられている．本チェックリストは高齢期の要介護リスクとして重要な「体力」「栄養」「社会とのつながり」の状態を15の質問項目から評価するものである．本チェックリストでは要介護リスク指標としてだけでなく，4項目以上に該当した場合をフレイルと定義することの妥当性が検証されている[10]．また，フレイルの指標として，新規要介護認定や総

表1 介護予防チェックリスト（簡易フレイル指標）

体力	1	この1年間に転んだことがありますか	いいえ	はい
	2	1kmぐらいの距離を不自由なく続けて歩くことができますか	はい	いいえ
	3	目は普通に見えますか（注眼鏡を使った状態でもよい）	はい	いいえ
	4	家の中でよくつまずいたり，滑ったりしますか	いいえ	はい
	5	転ぶことが怖くて外出を控えることがありますか	いいえ	はい
	6	この1年間に入院したことがありますか	いいえ	はい
栄養	7	最近，食欲はありますか	はい	いいえ
	8	現在，たいていの物は噛んで食べられますか（注入れ歯を使ってもよい）	はい	いいえ
	9	この6カ月間に3kg以上の体重減少がありましたか	いいえ	はい
	10	この6カ月間に，以前に比べて体の筋肉や脂肪が落ちてきたと思いますか	いいえ	はい
社会	11	一日中家の外には出ず，家の中で過ごすことが多いですか	いいえ	はい
	12	ふだん，2～3日に1回程度は外出しますか（注庭先のみやゴミ出し程度の外出は含まない）	はい	いいえ
	13	家の中あるいは家の外で，趣味・楽しみ・好きでやっていることがありますか	はい	いいえ
	14	親しくお話ができる近所の人はいますか	はい	いいえ
	15	近所の人以外で，親しく行き来するような友達，別居家族または親戚はいますか	はい	いいえ

「はい」または「いいえ」に○をつけ，点線枠内の○の個数を数えます。　合計
（1個につき1点）。　　　　　　　　　　　　　　　　　　　　　　　　点数　　　　　　　　点

点線枠内の回答数を合計し，15項目中4項目以上の該当をフレイルと定義する．

死亡に対して基本チェックリストと同等の予測力を有することも確認されている[12]．

3. 地域（ぐるみ）でフレイルをどのように予防・先送りするか

フレイル予防策の重要ポイントは，1）レジスタンス運動やウォーキングなどの習慣的運動実践によって体力を保持すること，2）たんぱく質をはじめとした多様な食品を摂取して十分な栄養素を確保すること，3）社会参加を通じて人や社会と結びつくことであり，体力（運動）・栄養・社会参加という3つの柱に集約される[11]．

われわれはレジスタンス運動，栄養教育，社会参加プログラムからなる複合介入がフレイル予防・改善に及ぼす効果をランダム化クロスオーバー比較試験によって検証してきた[13]．プログラムは週2回，3カ月間とし，毎回60分の運動プロ

グラムと，その後10分の休憩をはさんで30分の栄養または社会参加プログラムを交互に実施した（1回あたり合計100分）．運動プログラムでは下肢を中心としたレジスタンス運動を毎回60分実践した．栄養プログラムでは多様な食品摂取とたんぱく質摂取に焦点をあてた講義や実習，グループワークを行った．社会参加プログラムでは参加者どうしの信頼感の醸成や，全プログラム終了後の運動継続を目的としたグループワークやウォーキングマップの作製などを行った．その結果，対照群と比較して，介入群のフレイル該当率が24%有意に減少するとともに，身体機能，食品摂取多様性，たんぱく質摂取量，抑うつ得点がそれぞれ有意に改善し，終了3カ月後もそれら改善効果の持続が確認された．またクロスオーバー後も対照群において同様の効果が確認できた．

残念ながら，エビデンスの創出のみでは多くの地域住民の実践にはつながらない．研究によって創出されたエビデンスをいかにして広く・わかりやすく普及し，住民の実践につなげるかという学術領域（普及と実装科学：Dissemination & Implementation Science やヘルスコミュニケーション学）は，今後ますます重要視されるべきである．フレイル予防のエビデンスを実際の取り組みにつなげている事例として，以下に2つの自治体で現在進行中のプロジェクトを紹介する．

▎4．兵庫県養父市の事例

養父市は，兵庫県北部の但馬地域の中央に位置する．四方を山に囲まれた緑豊かなまち（中山間地域）である．人口は25,139人で，高齢化率は35.3%（後期高齢化率20.0%：県下1位）と兵庫県内でも高齢化が最も進んだ地域のひとつである（2018年1月1日時点）．市役所等でフレイル予防教室を開設しても，市の面積が広く，交通手段もないことから，参加者がごく少数に限られるという課題があった．

そこで養父市は「高齢になっても歩いて通えるような身近な場所（行政区ごと）に，誰もが継続して参加できるフレイル予防教室を開設する」と

いう目標を掲げ，その実現に取り組んでいる．最大の特長は「シルバー人材センター内に健康づくり部門が創設され，研修を受けた会員が仕事として対価を得ながら市内の各地区に出張し，教室を運営する」という仕組みである[14,15]．これによって教室の担い手がいないという課題を解決するだけでなく，担い手（シルバー会員），参加者（地域住民）の双方に生きがいと健康利益をもたらし，さらに地域のソーシャル・キャピタル醸成にもつながるという"三方よし"の仕組みを目指している．

会員の研修には，先述したフレイル予防プログラム[13]を高齢者が担い手として運営できるようアレンジされた指南書[16]が用いられている．2014年6月に1つ目の教室が開設されて以降，3年間で約25%（154のうち37）の行政区で教室が開設されており，着実に広がりをみせている．

本取り組みによるフレイル予防効果などの結果の詳細については，2018年10月現在，公表準備中である（野藤ら，投稿中）．現在では埼玉県シルバー人材センター連合にもこの手法が採用され，各種研修が実施されている．

▎5．東京都大田区の事例

大田区は，東京都23区の最南端に位置する，人口規模が23区内でも3番目に大きい大都市である（2016年8月1日時点の総人口716,645人，65歳以上人口162,443人，高齢化率22.7%）．社会経済状態をはじめとした特性や人的・地域資源も地区間で大きく異なる．

区内でのフォーマティブ・リサーチの結果，1）人口が大きい（人口密度が高い）こと，2）商店街や事業所をはじめとした活用し得る社会資源が豊富にあること，3）行政機関や社会福祉法人によって，毎日多数の介護予防プログラムが提供されており，住民団体による既存の活動も多くみられること，4）地区単位の集会所が比較的狭く，ある程度の人数が集まれる場所には限りがあること，等が特徴として明らかになった[17,18]．

最も考慮すべき特徴は，約16万人というター

A. ポール・ウォーク（運動・社会参加）　　B.「さあにぎやかにいただく」会食会（栄養・社会参加）

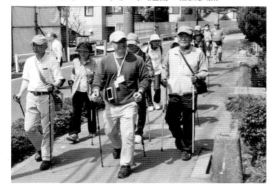 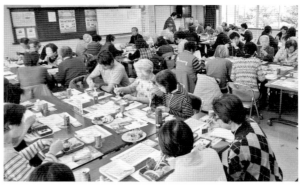

図2　ポール・ウォークと会食会から構成される地域型フレイル予防プログラム

ゲット集団の人口規模であった．仮に，区内に217ある町会・自治会すべてに養父市のようなフレイル予防教室を開設したとしても，人口カバー率は3%程にとどまり，全区的な効果が得られにくいのではないかという懸念があった．したがって，ターゲット集団に対して広くフレイル予防に関する情報を普及することも必要となるが，情報提供のみで健康行動を惹起できる者の多くは，社会経済状態の良好ないわゆる"関心層"にとどまってしまう．そこで，最終的には，3つのモデル地域を選定し，多くの社会資源を巻き込む情報普及と教室型アプローチを組み合わせることを目指した．

本プロジェクトでは行政機関と町会・自治会，シニアクラブ，民生委員，事業所（スーパー，フィットネスクラブ，社会福祉法人）などから構成される協議体「コミュニティ会議」を設立し，当該地区のフレイル予防活動を協議・実行している．地域の縮図ともいえるステークホルダーによって構成されているため，地区内に情報を広く伝達できることが大きな強みとなっている．これにより地域全体でフレイル予防に関する機運を高め，既存の活動（団体）にフレイル予防の要素を少しでも取り入れてもらうことを目指している．

現在，モデル3地区の協議体では，フレイル予防の具体的取り組みとして，地区全体でポール・ウォークと「さあにぎやかにいただく（食品摂取多様性の向上と共食を促すための，さかな，あぶら，にく，ぎゅうにゅう，やさい，かいそう，いも，たまご，だいず製品，くだもの，の頭文字をとった語呂合わせ）[注1]」の普及と実践活動が展開されている．たとえば町会長が被写体となり「さあにぎやかにいただく」を宣伝するポスターや，パンフレット，食品摂取チェック表を行政機関窓口やスーパー，商店街等の買い物先で掲示・配布している．また各地区で開催様式は異なるものの，ポール・ウォーキング（図2A）と多様な食品摂取の意識づけを目的とした会食会（図2B）からなるリーディング・イベントがコミュニティ会議によって主催されている．これまでの会食会では，会議メンバーでもある地元スーパーの多品目弁当や，町会婦人部による多様な食品を手軽に摂取できるおにぎり・みそ汁セット等が300〜500円で提供された．このリーディング・イベントは2017年11月〜2018年11月までに計11回開催されており，延べ773名が参加した．同様の内容を，各シニアクラブ等の小規模グループで開催する動き（波及効果）も出てきており，運動・栄養・社会参加の要素を含む地域型フレイル予防プログラムとして根付きつつある．

本プロジェクトでは2016年7月に15,500名を対象としたベースライン調査（回収率77%）を，2018年7月に2年後調査（追跡率82%）をそれぞれ完了している．分析結果をもとに，課題の残る地域では，フレイル予防のための集いの場の開設を目指すなど準備が進められている．

■ おわりに

本稿では，地域型フレイル対策の意義とコンセプトについて述べ，養父市の（シルバー人材センター会員が軸となって，高齢になっても歩いて通えるような身近な場所に，誰もが継続して参加できるフレイル予防教室を開設する）事例と，大田区の（ステークホルダーに"横ぐし"をさす共通キーワード：「フレイル」「ポール・ウォーク」「さあにぎやかにいただく」を設定し，多機関連携によって地域ぐるみで実践する）事例を紹介した．課題も多くあるが，住民の自主性が伴わずして，地域型フレイル対策の成果やその波及効果は得られ難い．地域型フレイル対策は，まち（地域）づくりそのものともいえるため，ステークホルダーの行動力の源になるような"わくわくする"ビジョンを皆で共有し，その実現に向けて粘り強く進めていくことが肝要である．

注1）「さあにぎやかにいただく」は，東京都健康長寿医療センター研究所が開発した食品摂取多様性スコアを構成する10の食品群の頭文字をとったもので，ロコモチャレンジ！推進協議会が考案した合言葉である．

文　献

1) Morley JE, Vellas B, van Kan GA, et al.：Frailty consensus：a call to action. J Am Med Dir Assoc, 14：392-397, 2013.

2) 清野　諭：フレイルの歴史と概念，pp22-33．荒井秀典編，サルコペニアとフレイル―医療食間連携による多角的アプローチ―．医薬ジャーナル社，2015.

3) 野藤　悠，清野　諭：フレイルとは―概念や評価法について―．月刊地域医学，32：312-320，2018.

4) 鈴木隆雄：厚生労働科学研究費補助金（長寿科学総合研究事業）総括研究報告書「後期高齢者の保健事業のあり方に関する研究」．(https://mhlw-grants.niph.go.jp/niph/search/NIDD00.do?reserchNum=201504009A，参照日：2018年10月1日)

5) 秋山弘子：長寿時代の科学と社会の構想．科学，

80：59-64，2010.

6) 国立社会保障・人口問題研究所：「日本の地域別将来推計人口（平成25（2013）年3月推計）」．(http://www.ipss.go.jp/pp-shicyoson/j/shicyoson13/6houkoku/houkoku.asp，参照日：2018年10月1日)

7) 清野　諭：フレイルの評価方法，pp52-59．荒井秀典編，フレイルのみかた．中外医学社，2018.

8) Satake S, Shimokata H, Senda K, et al.：Validity of total kihon checklist score for predicting the incidence of 3-year dependency and mortality in a community-dwelling older population. J Am Med Dir Assoc, 18：552e1-552e6, 2017.

9) 新開省二，渡辺直紀，吉田裕人ほか：要介護化リスクのスクリーニングに関する研究―介護予防チェックリストの開発―．日本公衆衛生雑誌，57：345-354，2010.

10) 新開省二，渡辺直紀，吉田裕人ほか：「介護予防チェックリスト」の虚弱指標としての妥当性の検証．日本公衆衛生雑誌，60：262-274，2013.

11) Shinkai S, Yoshida H, Taniguchi Y, et al.：Public health approach to preventing frailty in the community and its effect on healthy aging in Japan. Geriatr Gerontol Int, 16 (Suppl 1)：87-97, 2016.

12) Kojima G, Taniguchi Y, Kitamura A, et al：Are the kihon checklist and the kaigo-yobo checklist compatible with the frailty index? J Am Med Dir Assoc, 19：797-800, 2018.

13) Seino S, Nishi M, Murayama H, et al：Effects of a multifactorial intervention comprising resistance exercise, nutritional and psychosocial programs on frailty and fucntional health in community-dwelling older adults：a randomized, controlled, cross-over trial. Geriatr Gerontol Int, 17：2034-2045, 2017.

14) 科学技術振興機構：コミュニティで創る新しい高齢社会のデザイン「高齢者の虚弱化を予防し健康余命を延伸する社会システムの開発（研究代表者：新開省二）」．(https://ristex.jst.go.jp/korei/02project/prj_h23_07.html，参照日：2018年10月1日)

15) 野藤　悠：「フレイル」を先送りし，高齢者が元気に暮らせるコミュニティを創る！　介護福祉・健康づくり，2：104-107，2015.

16) 東京都健康長寿医療センター研究所社会参加と地域保健研究チーム：毎日元気にクラス＆体力

測定指南書. 2017.

17) Seino S, Ktamura A, Tomine Y, et al.：A community-wide intervention trial for preventing and reducing frailty among older adults living in metropolitan areas：design and baseline survey for a study integrating participatory action research with a cluster trial. J Epidemiol, Epub ahead of print. doi：10.2188/jea.JE20170109.

18) 清野　諭, 遠峰結衣, 田中泉澄ほか：大田区元気シニア・プロジェクト―地域ぐるみでフレイルを先送りする大都市モデルを創る！―. 介護福祉・健康づくり, 4：130-134, 2017.

特集 フレイル高齢者への生活支援 ●●●●●●●●●●●●●●●●●●

院内型フレイル対策〜メンタルフレイルの視点から〜

根本 みゆき[1]・新井 哲明[2]

▌はじめに

「フレイル」とは英語の"frailty"に由来し，2014年に日本老年医学会が「高齢期に生理的予備能が低下することでストレスに対する脆弱性が亢進し，生活機能障害，要介護状態，死亡などの転帰に陥りやすい状態．筋力の低下により動作の俊敏性が失われて転倒しやすくなるような身体的問題のみならず，認知機能障害やうつなどの精神・心理的問題，独居や経済的困窮などの社会的問題を含む概念」と定義している[1]．またフレイルは介入により再び健常な状態に戻るという可逆性が包含されているため，フレイル高齢者を早期に発見し適切な介入をすることにより，生活機能の維持・向上を図ることができる．フレイルは図1に示すように「physical frail（身体的フレイル）」「mental frail（精神的フレイル）」「social frail（社会的フレイル）」の3つの要素から考えることができる．本稿ではメンタルフレイルに焦点をあて，院内型フレイル対策の事例として，現在，筑波大学附属病院精神神経科で行われている「認知力アップデイケア」の取り組みを紹介し，考察したい．

▌1．病院でのメンタルフレイル対策：メンタルフレイルとは

メンタルフレイルはコグニテティブフレイル

筆者：1）筑波大学附属病院認知症疾患医療センター
　　　2）筑波大学医学医療系

（cognitive frail）ともいわれ，身体的フレイルと認知機能障害（clinical dementia rating＝0.5と定義）が共存すること，アルツハイマー型もしくはその他の認知症でないこと，という操作的定義が存在する[2]．つまり軽度の認知機能障害はあるものの認知症には至っておらず，かつ，身体的にはフレイルな状態といえる．しかしながらこの定義は曖昧で流動的なものであり，今後の研究が待たれるところである．ここではメンタルフレイルを認知症の前駆状態であるMCI（mild cognitive impairment，軽度認知障害）と定義し，論を進める．

▌2．認知力アップデイケアの取り組み

筑波大学附属病院精神神経科では2013年より「認知力アップデイケア」なるものを立ち上げ，認知症の進行予防に取り組んでいる．デイケアとは正式名称「通所リハビリテーション」のことであり，安定した日常生活を継続するためのリハビリテーションを行うところである．一方デイサービスは「通所介護」のことを指し，日常生活の介助（入浴・食事など）や機能訓練を中心に行っているところである．

当院デイケアは日本初のMCI向けのデイケアであり，「科学的根拠と最新の知見に基づいた学際的なプログラムの提供を通して，認知症の予防と支援を目指す」ことを理念としている．精神科デイケアでは，すでに認知症になった者を対象とする認知症デイケアを展開しているところが多いが，われわれは認知症の進行予防・機能維持に焦点をあてた取り組みを進めている．

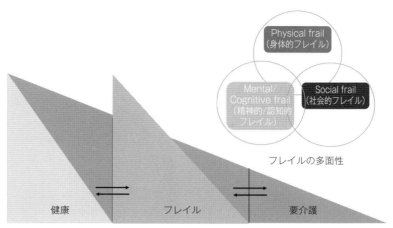

図1 フレイルの概念図
（東京大学高齢社会総合研究機構・飯島勝矢「フレイル予防ハンドブック」より改変）

3. multimodal program（多因子プログラム）

当院デイケアの利用者数，年齢などを表1に示した．これらの利用者を対象に，われわれは multimodal program（多因子プログラム）を展開している．multimodal program（多因子プログラム）とは，たとえば運動のみ，栄養のみといった単一要素での介入ではなく，運動・栄養・知的活動など複数の要素を組み合わせて行う介入形式のことである．

これまでの研究では単一介入に関する結果は報告されていたものの，複合要素での認知症に対する介入研究や，大規模，長期間での介入はほとんど検討されていなかった．しかしながら Ngandu らは，2015年に FINGER study という multimodal program を適用した認知症の予防介入研究の結果を発表し，それ以降 World Wide Fingers という形で，世界中で同様の介入が進められている[3,4]．FINGER study では66～77歳の MCI レベルの対象者1,260名を，介入群（食事指導，運動指導，認知トレーニング，血管リスクの管理），対照群（一般的な健康アドバイス）に分け，認知機能への影響を2年間のランダム化比較試験により検討した．その結果，介入群は認知機能の総合スコア，遂行機能，処理速度の項目で対照群と比較

表1 対象者の特徴

人数	88名（男性46名，女性42名）
年齢	70.7±7.5歳（54-86歳）
利用者の主な原因疾患	MCI：54% アルツハイマー型認知症：19% レビー小体型認知症：8% 前頭側頭型認知症：6% 混合型認知症4% その他：9%
エントリー基準	MCI〜軽度認知症 MMSE：24点前後，CDR：0.5 ADL：自立，運動制限なし，重篤な疾患なし
デイケア利用頻度	基本，週1回（6時間）

（2018年10月現在）

し有意な向上をみとめた．また対照群は介入群に比べて認知症になるリスクが1.3倍増加することも示された．これらの結果から，食事，運動，認知トレーニング，血管リスクの管理という多因子介入は認知機能を維持するのみでなく，改善させる可能性が示された．

当院デイケアではこの multimodal program の要素を取り入れ，図2に示す「身体活動」「心理活動」「教育活動」「知的活動」の4つの柱と，「家族支援」「地域支援」の2つのサポートで活動を構成し，展開している．身体活動では，筋力トレーニング，エアロビクス，ダンス，太極拳などを取り

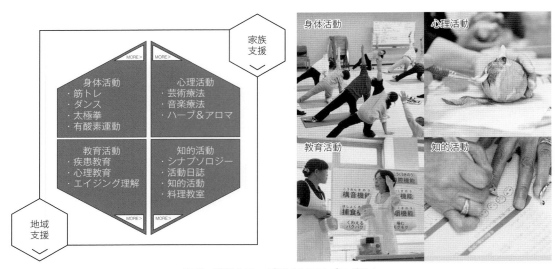

図2 認知力アップデイケアのプログラム
筑波大学附属病院「認知力アップデイケア」HP（http://www.tsukuba-psychiatry.com/dc/）

入れ，健康的な体づくりと直接的な認知症予防を目指している（運動は認知症予防に対する介入でエビデンスレベルが高いとされている）．心理活動では，音楽や芸術を通して情緒の安定を，知的活動では脳トレを通じて脳への刺激と意欲の向上を意図している．教育活動では，定期的に講演会を設けたり，疾患理解に関するグループワークを取り入れたりしながら，疾患を理解し，生活しやすくするような取り組みを実施している．また家族支援ではデイケア利用者の家族を対象に「家族会」を開催し，ストレスマネジメントや相互支援を行っている．地域支援では2017年より茨城県庁地域ケア推進室と共同で，茨城県全体に認知症予防のための「認知力アップ教室」を広める活動を行っている．各地域に出向き，認知力アップに関する講演会を開催したり，参加者や保健師などと一緒に活動したりするなど，その土地に応じた「認知力アップ」政策を進めている．

われわれが展開する multimodal program は，包括的に個々人をサポートすることで，認知機能のみならず QoL（quality of life）の向上も意図するものである．

4．Multimodal program/デイケアの効果検証

われわれは，デイケアの効果検証の一つとして，デイケアへの参加率と認知機能に関する縦断研究を行っている（未発表資料）．preliminary な結果ではあるが，デイケアの多因子プログラムへの参加率が高い者は，そうでない者に比べ，2年間にわたり認知機能を維持している傾向が認められている．現在，症例数を増やし詳細な検討を進めているところである．

他方，われわれは，当院デイケア利用者，およびその家族に対して「悩み」や「支え」についての質的調査を行っている（未発表資料）．こちらも preliminary な結果であるが，当人・家族双方で「物忘れ」や「病状の進行」について「悩み」を抱えており，また「当人との意思疎通の困難さ」という家族特有の悩みも明らかとなってきている．一方「支え」に関しては「仲間との活動や家族のサポート」が当人や家族にとって支えとなっている傾向があり，「人」の存在やかかわりが大きなウエイトを占める結果が得られている．

MCI 者を長期にわたり介入した報告は少なく，また MCI 者やその家族が何を想い，考え，生活し

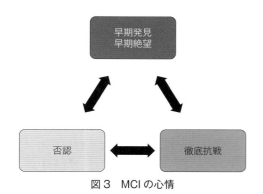

図3 MCIの心情

ているかに関する調査についてもほとんどない．今後も支援と調査を進め，量的評価，質的評価の両面からMCIに関する研究を推進していくことで，よりよい支援につながるものと考える．

おわりに

MCI者は図3に示すカテゴリーを行ったり来たりしているといわれている．ある日はMCIであることに絶望し（早期発見・早期絶望），ある日は希望をもって頑張ろうと思う（徹底抗戦）．そしてある日はMCIであることを考えないようにして心の安定を保とうとする（否認）．この間を常に揺れ動いているとされる．支援するわれわれは認知症とその予防に関するエビデンスを出し続け未来に貢献するとともに，目の前の対象者や家族の不安，喜び，怒り等を受け止め，リカバリーを目指すことはできると支援し続けることが肝要であると考える．

文　献

1) 日本老年医学会：フレイルに関する日本老年医学会からのステートメント．(https://www.jpn-geriat-soc.or.jp/info/topics/pdf/20140513_01_01.pdf，参照日：2018年10月16日)
2) Kelaiditi E, Cesari M, Canevelli M, et al.：Cognitive frailty：rational and definition from an (I. A. N. A. /I. A. G. G.) international consensus group. J Nutr Health Aging, 17：726-734, 2013.
3) Ngandu T, Lehtisalo J, Solomon A, et al.：A 2 year multidomain intervention of diet, exercise, cognitive training, and vascular risk monitoring versus control to prevent cognitive decline in at-risk elderly people (FINGER)：a randomised controlled trial. Lancet, 385：2255-2263, 2015.
4) Kivipelto M, Mangialasche F, Ngandu T：World Wide Fingers will advance dementia prevention. Lancet Neurol, 17：27, 2018.

特　集 フレイル高齢者への生活支援 ●●●●●●●●●●●●●●●●●●

軽度認知症とフレイル対策

三宅　眞理[1]・淵岡　聡[2]・細見　亮太[3]・久保田　眞由美[4]
増田　俊介[5]・梅村　享司[6]・西山　利正[1]

▌はじめに

　人は成長とともに発達し成熟期を迎え，その後における変化を加齢（aging），または老化と呼び，自らの変化を "老い" として感じることを老性自覚と呼ぶ．体力の衰え，視力や聴力の低下などにより老性を自覚することが多いが，きっかけは人によってさまざまである．

　一方，老年観[1]は時代，文化，個人によって著しく異なり，高齢者の周りにいる人がとらえる老いの印象も個人差がある．老いは本人の考え方はもとより，周囲の人々や社会の老いに対する価値観によっても左右される．人生 100 年時代を迎えた今日では元気で個性的な「老いのロールモデル」に溢れているが，残念なことに高齢者虐待も増加している．身体機能と認知機能の低下，この 2 つは老年期に近づくほど単独あるいは重複して確実に発現する．老いを迎えるために，認知機能と身体機能の低下を予防する，あるいはどのように受け止めるか，軽度認知症とフレイル対策について考える．

筆者：1）関西医科大学衛生・公衆衛生学教室
　　　2）大阪府立大学地域保健学域
　　　3）関西大学化学生命工学部
　　　4）関西医科大学総合医療センター健康科学センター
　　　5）中日本フード株式会社経営戦略室
　　　6）日本ハム株式会社グループ営業企画部

▌1．認知症と MCI

　わが国における 65 歳以上高齢者における認知症の有病率は 15％（462 万人）であり，軽度認知障害（mild cognitive impairment：MCI）の 13％（400 万人）と合わせた有病率は 28％（862 万人）と報告されている[2]．この結果は認知症はもはや特別なことではなく，「認知症を自分のこと」と考える機運が高まった．しかしながら認知症の人の介護はたいへんで困った病という負のイメージ（スティグマ）をもつことから，ささいな物忘れを自覚するごとに不安を募らせる人もいる．このような認知症というスティグマをもつ "特殊な病" をいかに平穏に受け入れてともに暮らしていくかは，認知症になっていく自分にとっても周囲の者にとっても大切な課題になる．MCI とは本来 Alzheimer 病（AD）など認知症とはいえないが，認知機能が正常ともいえない状態を指す．その診断基準は，1）本人や家族から認知機能低下の訴えがある，2）認知機能は正常とはいえないが認知症の診断基準も満たさない，3）複雑な日常生活動作に最低限の障害はあるが，基本的な日常生活機能は正常である．そしてすべてが認知症へと進展するわけではなく正常に戻る例もある[3]．MCI から認知症への進展率については年間 10％とされ，MCI の有症率の報告の多くは一見，健常と思われる地域で生活する 65 歳以上の住民を対象にして 3〜5％の範囲とされている[4]．一方，物忘れ外来等の受診者には，従来の客観的な認知機能検査などでは明らかな低下を認めないが自覚的な認知機能低

下を訴える主観的認知機能低下（subjective cognitive decline：SCD）群が存在する．将来 MCI や認知症を発症する一定のリスクを有することもあり，早期介入の対象として注目されている[5]．

2．MCI のとき，将来，認知症になるとわかったらどういう医療を望むか

認知症の当事者の藤田和子氏の著書[6]にある"空白の時期"とは，介護を必要とするに至るまでの期間をとらえたものである．（早期に）認知症の診断を受けた人は，見ただけでは認知症とわからないけれども困難な状況におかれている場合があり，この"空白の時期"の理解を広め，症状と心情の理解や支援の必要性を述べている．将来，認知症の行動・心理症状（behavioral and psychological symptoms of dementia：BPSD）などで困ることがないように，少しずつ症状が進む認知症の人たちの恐れや不安を受け止め，さりげない会話などを意識的に続ける．また認知症カフェのようなところを活用するなど，本人に安心を届ける支援は大切で，MCI の初期から取り組むべきであるといわれている[7]．

MCI の段階では，基本的な日常生活動作（activities of daily living：ADL）は自立しているので，情報技術（information technology：IT）の活用やカレンダー，ノートを活用しできるだけ長く自立した生活が続けられるように支援することが推奨されている[8]．高齢になっても IT や ICT の技術を早期に獲得し，何らかの認知機能の衰えがあっても自信を喪失することなく認知症とともに生き，生活を楽しむことが重要である．

3．フレイルと認知機能低下の共通の対策

Frailty とは"加齢に伴って不可逆的に老い衰えた状態"とされるが，しかるべき介入により再び健常な状態に戻るという可逆性が包含されているため，日本老年医学会は frailty を「フレイル」と表し，その予防の重要性を啓発している．認知機能障害とフレイルに共通の予防としては，運動や

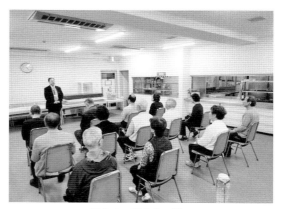

写真 1　開会式の様子

栄養，肥満治療，血糖コントロールなどがある[9]．運動では有酸素性運動，レジスタンス運動，多要素の運動が認知機能障害とフレイルの両者に有用であることが報告されている[10]．これらのことから，高齢期の運動や食事の栄養を整え，廃用性となる生活を予防することがフレイルと認知機能低下の共通の対策となると考えられる．

4．「食事と運動でフレイル予防教室」の有益性

われわれは「食事と運動でフレイル予防教室」を 2017 年 9 月から 3 カ月間開催した（写真 1）．教室内容は，週に 1 回の運動と食事（夕食 10 回）の提供と運動前のセルフチェックと血圧測定とした．運動はチューブを配布し，レジスタンス運動（約 45 分間）を中心に指導した．自宅においても DVD を見ながら実践するよう促した．食事については「10 食品群チェックシート」を用いて食事記録の提出を求めた．週に一度の食事会では食肉（牛・豚・鶏）を使ったメニューを管理栄養士が制作し，たんぱく質 70 g（食肉）の付加を行った．調理師による料理の提供，食肉会社より食肉と調理方法などの情報を提供し，食事会は料理の感想や生活に即した会話からコミュニケーションを促進した．フレイル基本チェックリストは自己記入式で高齢者の総合機能評価ができる．手段的 ADL，社会的 ADL，運動・転倒，栄養や口腔機能，

表1 対象者の特徴・身体能力

	体重	体脂肪量	筋肉量	右腕	左腕	体幹	右脚	左脚
開始時（SD）	61.8 (7.7)	17.8 (4.0)	41.5 (5.5)	2.3 (0.5)	2.2 (0.5)	19.4 (2.9)	7.0 (1.0)	6.9 (1.0)
3カ月後（SD）	62.3 (7.4)	17.1 (4.2)	42.8 (5.9)	2.3 (0.5)	2.3 (0.5)	20.0 (3.0)	7.1 (1.2)	7.0 (1.2)
p値[a]	0.059	0.367	0.031	0.008	0.027	0.016	0.637	0.820

	握力（右）	握力（左）	片脚立ち（右）	片脚立ち（左）	立ち座り	5m歩行	TUG	横たたき
開始時（SD）	30.2 (6.5)	29.7 (7.5)	47.4 (47.5)	36.1 (33.4)	11.67 (3.4)	3.6 (0.5)	8.1 (0.8)	6.1 (0.8)
3カ月後	28.5 (7.0)	26.9 (7.6)	50.2 (48.5)	42.8 (45.3)	7.2 (1.2)	3.0 (0.6)	5.4 (0.9)	5.5 (0.5)
p値[a]	0.055	0.039	0.938	0.813	0.016	0.004	0.008	0.098

[a]: Wilcoxon t-test

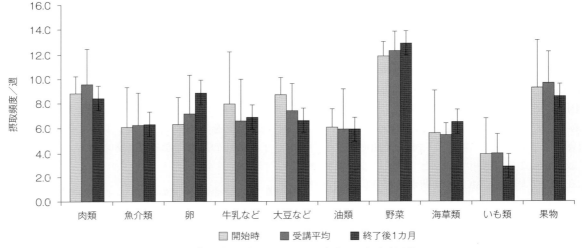

図1 「10食品群チェックシート」を用いた食事記録

閉じこもり，認知症やうつに関する質問事項からなる．25項目中7項目以上チェックがついた場合は6項目以下と比べて有意に要介護認定を受けやすくなり，要介護認定の予測に関して，感度，特異度に優れることが明らかとなっている[11]．参加希望者16名の基本チェックリストの平均は4.6±3.3であった．しかしながら教室内容を説明すると，基本チェックリスト7以上の3名は教室時間が夕刻で不安があるなどの理由で不参加となった．さらに，がんの再発や聴力の衰え，体調不良などで4名（平均6.25±3.7）が参加中止となった．

最終まで継続した対象者は9名でフレイル基本チェックリスト2.4±2.6と自立度の高い結果で あった．対象者の身長は$1.63±0.1$ m，体重は$61.3±8.3$ kg，BMIは$23.1±2.8$であった．体重は1%増加し，筋量は約3%増加と体脂肪量は平均3.6%減少した（表1）．体重がわずかに増加しているが，筋量が有意に増加し体脂肪量が減少傾向にあることから健康的な体組成バランスに近づいたと考えられる．握力には変化がなかったが，上肢の筋量が増加と全身の筋量増加とは代謝機能の向上が期待できる．運動能力テストでは，5回立ち座りが平均35.1%速くなり，5m歩行は平均15.6%速くなった．Timed Up and Goは平均32.5%速くなり有意な前後差を認めた．これらは下肢の素早い筋力発揮能力と動的バランス能力が向上したと考えられ，体幹の安定性向上に一定の

効果がみられた．咀嚼力は 8.2 から 8.9 に 0.7 ％増加し 9 名中 1 名を除いて咀嚼回数が増加した．

食事調査の結果（図 1），開始時の食肉摂取の平均値は 8.9 点で受講期間は 9.6 点，終了 1 カ月後は 8.4 点となった．教室開催期間には食肉の提供と調理法の説明があるため，自宅で食肉を喫食する機会が多くなったことが明らかになったが，教室終了 1 カ月後に調査をしたところ開始時より減少していた．低栄養は認知機能障害やフレイルを悪化させるとされ，フレイルまたはプレフレイルの患者に週 2 回のレジスタンス運動にタンパク質（30 g／日）を付加すると，運動をしない群と比べて認知機能の情報処理速度も改善すると報告されている[12]．またフレイルの患者には運動・栄養に認知トレーニングを加えた介入が有効であり，この 3 つの介入を 12 カ月間行うと身体的フレイルが改善し，膝伸展力や活力が最も改善したことが報告されている[13]．FINGER 試験では，運動・栄養・認知トレーニング，血管性危険因子の治療，社会活動などの包括的介入が認知機能の維持や改善をもたらしていた[14]．

▌ 5．まとめ

フレイルと認知機能障害の進行を防ぐ対策としては，生活習慣病を予防するとともに，病歴や症状，体力，運動能力，認知機能，暮らしなどを把握したうえで，1 人ひとりに適した運動・栄養・認知トレーニングなどの多因子介入を行うことが大切である．

文 献

1) 鎌田ケイ子，川原礼子編：高齢者（老年期）とは何か，pp2-3．新体系看護学全書，老年看護学．メヂカルフレンド社，2012．

2) 朝田 隆：厚生労働科学研究費補助金認知症対策総合研究事業「都市部における認知症有病率と認知症の生活機能障害への対応」平成 23 年度〜平成 24 年度総合研究報告書．2013．

3) 朝田 隆：軽度認知障害（MCI）．認知神経科学，11：252-256，2009．

4) Bruscoli M, Lovestone S：Is MCI really just early dementia? a systematic review of conversion studies. Int Psychogeriatr, 16：129-140, 2004.

5) 小林啓介：顕在発症前診断時代のもの忘れ外来受診者とは．老年精神医学雑誌，29：486-492，2018．

6) 藤田和子：認知症になってもだいじょうぶ！―そんな社会を創っていこうよ―．徳間書店，2017．

7) 高橋幸男：MCI のとき将来認知症になるとわかったらどういう医療を望むか．老年精神医学雑誌，29：512-517，2018．

8) 日本神経学会監修，「認知症疾患診療ガイドライン」作成委員会編：認知症疾患診療ガイドライン 2017．医学書院，2017．

9) 荒木 厚：フレイルと認知機能障害．老年精神医学雑誌，27：497-503，2016．

10) Ahlskog JE, Geda YE, Graff-Radford NR, et al.：Physical exercise as a preventive or disease-modifying treatment of dementia and brain aging. Mayo Clin Proc, 86：876-884, 2011.

11) 荒井秀典：フレイルの意義．日本老年医学会雑誌，51：497-501，2014．

12) van de Rest O, van der Zwaluw NL, Tieland M, et al.：Effect of resistance-type exercise training with or without protein supplementation on cognitive functioning in frail and pre-frail elderly：secondary analysis of a randomized, double-blind, placebo-controlled trial. Mech Ageing Dev, 136-137：85-93, 2014.

13) Ng TP, Feng L, Nyunt MS, et al.：Nutritional, Physical, Cognitive, and Combination Interventions and Frailty Reversal Among Older Adults：A Randomized Controlled Trial. Am J Med, 128：1225-1236, 2015.

14) Ngandu T, Lehtisalo J, Solomon A, et al.：A 2 year multidomain intervention of diet, exercise, cognitive training, and vascular risk monitoring versus control to prevent cognitive decline in at-risk elderly people（FINGER）：a randomised controlled trial. Lancet, 385：2255-2263, 2015.

特　集 フレイル高齢者への生活支援 ●●●●●●●●●●●●●●

加西市のフレイル予防の取り組み
～ポイント事業によるポピュレーションアプローチ～

深江　克尚

■ はじめに

　加西市では，平成27年度より健康寿命の延伸を図るべくインセンティブ（ポイント）の付与を中心としたフレイル予防へのポピュレーションアプローチに取り組んでいる.

　まだ事業実施期間中で最終的な検証には至っていないが，現状での分析と現時点での取り組みを報告する.

■ 1．なぜインセンティブなのか

　これまでの加西市の健康推進施策は「健診⇒指導」の図式による重症化予防を中心としたハイリスクアプローチの取り組みを行っており，今後も施策の柱の1つであることには変わりはない.

　そのようなななかで，加西市長が豊岡市長の紹介でSWC首長研究会（事務局長：久野譜也筑波大学体育系教授）の会員となったことから，「歩く」ことの重要性を認識した施策の導入に舵を切っていく.

　まず市の施策として実施する根拠や指針となる「歩くまちづくり条例」（平成27年4月）と「歩くまちづくり推進計画」（平成28年3月）を制定した.

　この推進計画のなかで，歩きたくなる街づくり，大規模商業施設との連携，インセンティブの付与

等が示され，地域でのウォーキングコース＆マップの作成,ポケットパーク等への健康遊具の設置,地元イオンモールとの歩くまちづくりの協定締結,運動ポイント事業の実施へとつながっていく.

　加西市が平成27年度に計画に先行して実施した運動ポイント事業は,いかにも行政的な手法で,自らの運動実績を自己管理し，目標達成者に健康グッズ等の記念品が贈呈されるというものであった．半年間で定員500名の募集に対し応募者は250名．最終的に自己目標が達成でき記念品と交換された数は105名と苦難の船出となった.

　このままでは多くの参加も得られないし，たとえ参加されても続かないとの判断から，平成28年度は「最大で10,000円分のポイント！」と大見出しを打ち参加者募集を行った．1P＝1円相当のポイントが最大で10,000ポイントもらえ，それらが市内商店連合会の商品券等と交換できるというもので，今回はわずか1カ月間の募集にもかかわらず，500名の募集に対し597名の応募を得た.

　参加者の平均年齢は65歳,8割を女性が占めた（対象は40歳以上で上限はなし）．参加者アンケートでは，参加理由として「健康」が82％で，「ポイント」の16％を大きく上回ったが，前年の事業への応募状況と比べてみてもインセンティブの魅力を数段充実させたことが，いわゆる無関心層を動かした大きな理由といえよう.

筆者：加西市健康福祉部健康課

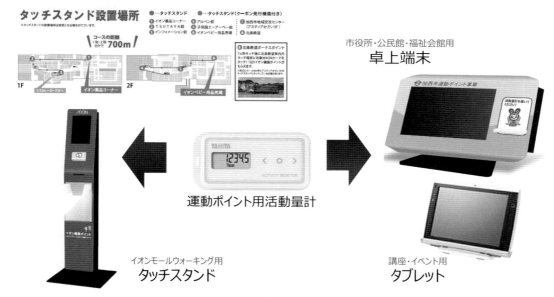

図1　端末イメージ

2．飽きさせない工夫

　インセンティブの付与システムについてはSWC首長研究会の事務局の助言をいただきながら，国の実証実験に取り組まれた先進地に倣ったものとした．

　まず参加者全員に活動量計を配布することにより日々の歩数を測定，3,000歩を超えると10P，5,000歩で20P，8,000歩で30P，10,000歩で40Pと，歩数に応じたポイントが獲得できるようにした．ポイントだけでなく参加者500人中の順位を活動量計の歩数データ送信時に確認でき，ポイントがたまっていく喜びだけでなく，日々の順位の変動に一喜一憂する光景が多数見受けられた．事業期間である5カ月間の平均では，1日8,300歩で担当者側の期待していた数値（8,000歩）を若干上回った．

　これら日々の歩数のほかに特定基本健診の受診，指定の運動イベント等への参加，民間スポーツクラブへの新規入会等でもポイントが獲得できる仕組みを，フェリカ対応の活動量計を中心に構築し，楽しみながら事業を継続できる環境を整備した．こういった取り組みは翌年度には，第三セ

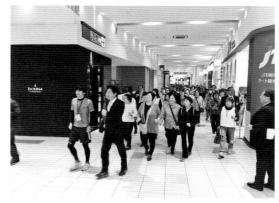

写真1　モールウォーキング

クターで運営される北条鉄道への乗車や，市内最大の観光施設である県立フラワーセンターへの入場，公立病院でのボランティア活動への参加にもポイント付与する等，さまざまな分野への展開を図っていくことになる．

　最終的にイベント等への参加は，365名が合計5,615回，特定基本健診の受診者数は379名にもなる．一方で民間スポーツクラブへの新規入会者数は一桁にとどまり，市の運動教室や自主トレーニングへの新規参加者数も含め，今後より一層の

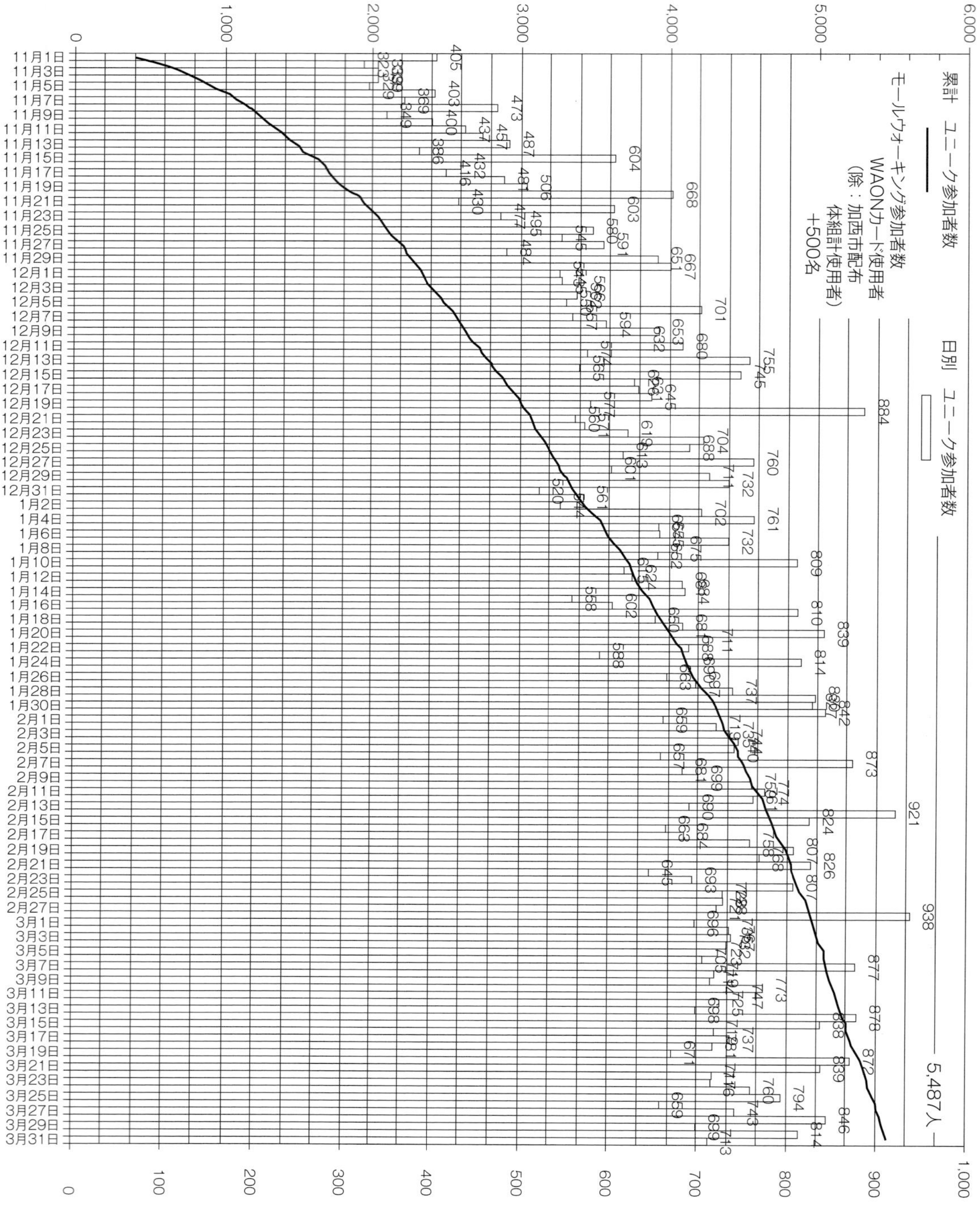

図2 加西市運動ポイント事業：歩いてもらう健幸ポイント～イオンモール加西北条モールウォーキング～

啓発等が望まれる.

3. 目標を持って自分の身体を見つめる

参加者は事業に参加する前と事業終了前に体組成の測定を行い，その改善具合でポイントを獲得できる. 平成28年度は以下の4項目であった.

・BMIを22に近づける
・筋肉量を増やす
・基礎代謝量を増やす
・内臓脂肪レベルを下げる

以上の4項目の改善により，各250P，最大で1,000P獲得できる. 年末年始を含む5カ月間であったにもかかわらず，500名の参加者中415名が再測定に臨み，以下の結果が得られた.

・BMIが22に近づいた…230名
・筋肉量が増えた………174名
・基礎代謝量が増えた…163名
・内臓脂肪レベルが下がった……128名

その84%にあたる384名に1項目以上の改善がみられた. 参加者からは，歩くことの効果は確認できるものの，その他に食生活，筋力トレーニングの重要性を再認識された方が多かった.

また前述の特定基本健診の結果を提出いただいた方の血液データや，国保加入者で同意をいただいた方の医療費等の推移を見守っていくことになる.

4. 民間事業者との連携

加西市は平成28年4月30日，イオンモール加西北条と「歩くまちづくりの協定」を締結. この結果，市内に雨天時や夜間に安全にウォーキングを楽しむ施設を持たない当市に巨大なウォーキング施設が登場することとなる.

イオン側も市と共催でモール内の6カ所の拠点等を廻ってポイントを獲得できる「イオンモールウォーキングイオン健康ポイント事業」を，市のポイント事業と同期間（平成28年10月〜29年3月）開催していただくこととなった. こちらのポイントは1日最大15ポイントで同額のWAONポ

イントと交換できるというもの. 同事業は，全国でも数カ所しか実施されておらず，近畿地方では最初で現在でも唯一の実施店舗である.

この事業の参加者数は年齢・住所地の制限もなく，徐々に参加者が増え5,487名（最多939名，1日平均660人）と大盛況. ポイント付与用の端末は，市のポイント事業参加者の活動量計のデータ送信端末の役割も果たし，平日や夜間に使い勝手の悪い公共施設に設置されたデータ送信端末に比べ非常に喜ばれるものとなった.

このモールウォーキングでも，当初杖をついての参加だった男性高齢者が，事業中盤にはすでに杖なしでモール内を歩けるようになったとの報告もあり，事業の継続と実施期間の延長を望む声が店舗や市に多く寄せられた.

市とイオンモールでは，協定締結から始まったモールウォーキングだけにとどまらず，市の保健師による健康相談（毎月），館内放送によるラジオ体操（毎日）とその幅をひろげていくことになる.

5. 外に出よう！人に会おう！

事業期間を通じて参加者の獲得したポイントは2,525,500円相当となった. よく「ポイント付与の効果は？」との問い合わせをいただく. もちろんポイント付与のおかげで応募者は定員を上回り，そのほとんどが最後まで活動を続けられたのはいうまでもないが，当市としては，このポイント付与にかかる経費自体は健康対策費というよりは，平成29年度からは市内商店でしか使用できないことから，地域振興費の意味合いが強いと考えている.

事業期間終了時に行った参加者へのアンケートでは，

・歩数が確認でき毎日楽しく歩けた.
・ウォーキングの習慣が身についた.
・移動時，車を減らし歩くようになった.
といった，意欲的に運動や事業に取り組めたといったものや，
・健康を意識して生活するようになった.
といった，健康全般にわたる意識改革にふれられ

る方も多かったが,
・夫（妻）や子どもたちと歩くようになった.
・多くの人と出会い，語り，心が広くなった.
といった，歩くだけでなく，日々の活動のなかで，さまざまな人に会い会話をすることが健康への近道であると感じられた方が非常に多かったことは，担当者の予想をはるかに超えていた.

　参加者が飽きないようにと始めたさまざまなポイント付与対象イベントが予想外の功労者となった.

　「外に出よう！人に会おう！」これは，この事業を説明するために作成した市のウォーキングガイドブックの表題である．歩くことも，筋力トレーニングも，食事ももちろん大切である．でも，その大前提に，人は人と交流して楽しく健康に生きていく．そう再認識させられた事業であった.

　加西市は，活動量計の代わりにスマートフォンの利用を視野に入れながら，今後もこういったインセンティブを活用したフレイル予防へのポピュレーションアプローチに取り組んでいく.

特集 フレイル高齢者への生活支援 ●●●●●●●●●●●●●●●●●●●●●

管理栄養士によるフレイル対策
～地域高齢者の低栄養を予防する～

田中 和美[1]・湯野 真理子[2]

■ はじめに

わが国の高齢化は世界に例をみないほどのスピードで進行し，高齢者人口が急増している．それに伴い要介護認定者数の増加が予想されるため[1]，介護予防を一層促進し，地域包括ケアシステムにおいて，医療，保健，介護，生活支援などのネットワークも同時に充実させることは社会保障制度を維持するために重要な課題である．

高齢者が低栄養状態になると，生活機能が低下したり，免疫力が低下して感染症にかかりやすくなるなど，生活の質（Quality of life：QoL）は著しく低下する[2]．さらに筋量の減少，基礎代謝の低下，消費エネルギー量の低下，食欲低下も伴うことから，進行すると虚弱（フレイル）や要介護状態の大きな要因の1つとなる．このことから，神奈川県大和市健康福祉部健康づくり推進課では2013年より高齢者の低栄養改善を中心にフレイル対策を実施している．

■ 1．フレイル対策としての訪問栄養相談

大和市は人口約23万7千人，高齢化率23.6%（後期高齢化率約10.8%）（2018年9月1日現在）であり，全国平均（高齢化率27.7%）よりもやや若い人口構成である[1]．神奈川県のほぼ中央に位

筆者：1）神奈川県立保健福祉大学保健福祉学部栄養
学科
2）大和市健康福祉部健康づくり推進課地域栄
養ケア推進担当

置し，丘陵起伏がほとんどなく，総面積約27 km^{2}と小さな自治体だが，東京都心から40 km圏内にあり，鉄道3社と8つの駅があり，市域のほとんどが駅まで15分以内の徒歩圏内で，交通の利便性に恵まれている．2009年に「健康都市 やまと」を宣言し，「人の健康」「まちの健康」「社会の健康」の3つの健康を政策の基軸として，「健康都市」の実現を目指している．

大和市では，2011年度より市内在住の介護認定を受けていない65歳以上の市民を対象に，地域支援事業における基本チェックリストを含む「介護予防アンケート」を実施している．その回答結果から，低栄養リスク者を栄養改善対象者（BMI 18.5未満かつ6カ月間で2 kg以上の体重減少あり）として抽出し，教室型の介護予防講座（主管課：高齢福祉課）を実施していたが，教室参加者は比較的元気に外出できる人に限られる傾向にあった．一方で，栄養改善対象者は追跡調査において，「介護予防アンケート」回答後1年半後にはおよそ3人に1人，2年後には半数近くが重症化（要介護化・死亡）していることがわかり，他の対象者（運動機能，口腔機能）よりも深刻な状況がみられた[3]．そこで2013年5月より栄養改善対象者に対し，市の管理栄養士が個別訪問による栄養相談を開始した．さらにこの栄養改善対象者のなかには訪問時にすでに重篤な状況に陥っている者もいたため，2016年度より低栄養の早期予防として，BMI 20以下かつ食生活に課題がある後期高齢者[注1]（以下，低栄養予防対象者）への訪問栄養相談を開始した．

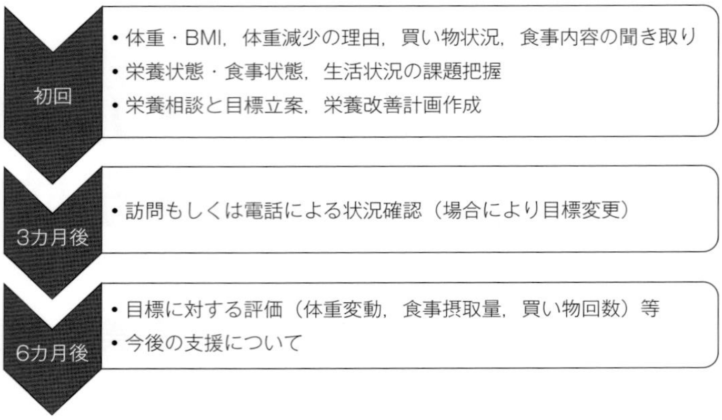

	初回	• 体重・BMI，体重減少の理由，買い物状況，食事内容の聞き取り • 栄養状態・食事状態，生活状況の課題把握 • 栄養相談と目標立案，栄養改善計画作成
	3カ月後	• 訪問もしくは電話による状況確認（場合により目標変更）
	6カ月後	• 目標に対する評価（体重変動，食事摂取量，買い物回数）等 • 今後の支援について

図1　訪問栄養相談の流れ

表1　体重減少の把握と支援内容

体重減少の原因		支援内容
消費エネルギー増加	スポーツジム通い，マラソン，畑仕事	・エネルギー増加方法指導
生活上の課題（特に後期高齢者）	夫の介護，関節の痛み，脚の痛み，独居のストレス	・傾聴（ストレス緩和） ・短時間でできる調理法指導 ・低コストのレシピ指導 ・市資源の紹介
	生活リズム不規則，食事時間が確保できない	
	経済的理由で食費を減らしている	
	夫の他界後，食欲低下	
疾病の治療	胃がん治療中（味覚の低下）（3名）	・疾患に応じた栄養指導（血糖値を上げにくい間食，頻回食の方法，味覚低下に配慮した献立）
	糖尿病のため，食事を必要以上に減らしている（3名）	
	心臓病のため，体重を増やしたくない（2名）	
	パーキンソン病（4名）	
知識不足	ベジファーストの実践	・知識の是正（低栄養のリスク説明，食事の適正量説明）
	適正体重がわからない/食事適正量がわからない	
	太りたくない．太ることはよくないと思い込み．	
自然減	活動量不足，食欲低下	

┃2．訪問栄養相談の実際

　対象者は前述のとおり2016年度「介護予防アンケート」より抽出を行った（44,706名に発送，回答率79.5%）．回答者のうち，栄養改善対象者は449名，低栄養予防者は189名であった[5]．このうち，訪問開始前に要介護認定を受けた者，死亡者，長期不在者，訪問拒否者を除き，栄養改善

対象者は235名（男性89名，女性146名，平均年齢75.2±6.5歳），低栄養予防対象者は113名（男性46名，女性67名，平均年齢80.7±4.3歳）に対し，市の管理栄養士が2017年5月から2018年1月の間に訪問栄養相談を実施した．

　訪問栄養相談は6カ月に3回の訪問を1サイクルとした（**図1**）．初回訪問では，体重減少の理由，食事内容等を聞き取り，生活状況や食材購入状況

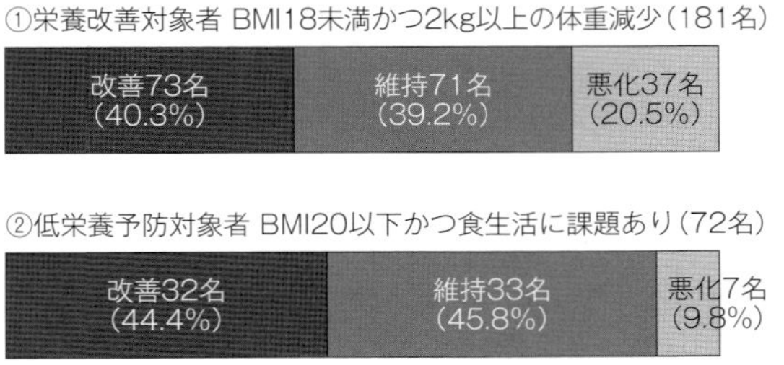

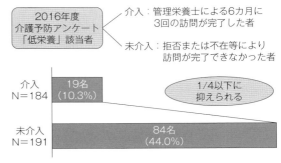

① 栄養改善対象者 BMI18未満かつ2kg以上の体重減少（181名）
改善73名（40.3％） 維持71名（39.2％） 悪化37名（20.5％）

② 低栄養予防対象者 BMI20以下かつ食生活に課題あり（72名）
改善32名（44.4％） 維持33名（45.8％） 悪化7名（9.8％）

図2 6カ月後の体重変化
改善は1kg以上の増加，維持は体重変動1kg未満，悪化は1kg以上の減少と定義した．

図3 重症化（要介護または死亡）予防の効果

も含め丁寧にアセスメントした．その結果把握された栄養の課題に従い，低栄養状態を改善するための個別目標を作成した．このアセスメントや目標立案は厚生労働省の介護予防マニュアル[6]を参照して作成した帳票を用いた．

初回訪問から3カ月後には訪問または電話により中間評価し，6カ月後は個別目標に対する現状（体重変動，食事量等）を評価し，訪問栄養相談の継続・終了を判断した．

3．訪問栄養相談の結果

1）低栄養状態の原因と栄養相談内容

初回訪問の所要時間は1人あたり30分程度であった（移動時間を除く）．初回アセスメントで把握した体重減少の主な原因と支援内容は表1に示した．体重減少の原因は「消費エネルギー増加」「生活上の課題」「疾病の治療」「知識不足」に大別され，その他「特に思いつかない」も多くみられた．年代別にみた場合，前期高齢者では特に「疾病の治療」による体重減少，後期高齢者では家族の介護ストレスや死別，食事環境（孤食）等，環境の変化による体重減少が多いことが特徴であった．

栄養相談の内容は，低栄養状態を改善するために具体的な助言をした．例として，食費が十分にない者には低コストでエネルギーを確保できる調理方法を伝え，糖尿病で食事量が極端に少なくなっている者には血糖値を上げにくい食事方法を紹介し，誤った知識で減量している者には低栄養

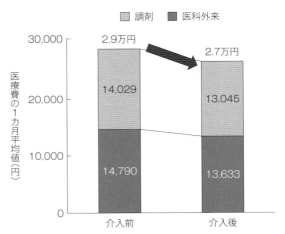

図4 低栄養改善による医療費削減効果
訪問前後3カ月の医療費（医科外来＋調剤）についてKDBよりレセプトを確認．評価可能177人/188人中の平均値（2017年6月末時点）．医科外来＋調剤費で約7％減少あり（約500万円/年）．

のリスクを伝え，体重減少に気を付けることができるように助言した．また配偶者との死別等で食欲がない者に対しては，まずは傾聴しストレスを緩和できるように支援した．

2）低栄養状態の改善

初回訪問から6カ月後の体重変化を図2に示した．6カ月後の体重増加1kg以上を「改善」，体重変化1kg未満を「維持」，体重減少1kg以上を「悪化」とした．栄養改善対象者については，「改善」が73名（40.3％），「維持」が71名（39.2％），「悪化」が37名（20.5％）であった．低栄養予防対象者については，「改善」が32名（44.4％），「維

表2　大和市における地域ケア会議等参加の例

年月	会議名	行政栄養士参加数	その他参加者	目的	内容
2015年10月	担当者会議	2名	介護支援専門員，福祉用具業者，訪問看護師，薬剤師本人および妻	退院後の浮腫と褥瘡のケアについて，各専門職と家族による話し合い	病院から退院した80歳台の男性（介護度4）について，必要な福祉用具の確認や栄養状態を確認し，今後のケアの方向性について家族と確認を行った．
2016年5月	地域ケア会議	1名	本人の友人，民生委員，自治会長，社会福祉士，行政保健師	低栄養と脱水の改善	精神疾患があり，特殊な生活形態（車中生活）をしている低栄養の市民について，脱水の危険性を説明し，買い物内容を提案した．（本人の生活について近隣からクレームがあるため，民生委員と自治会長も参加）
2016年6月	担当者会議	1名	地域包括社会福祉士本人（夫妻）および娘	低栄養の改善に関する相談	体重減少が顕著な夫婦について，社会福祉士と同行訪問し，体重3kg増を目指し，コンビニなどを活用した栄養補給の方法について栄養指導を行った．
2017年6月	地域ケア会議	1名	社会福祉士，病院管理栄養士，歯科医師，介護支援専門員	歯科と関連する専門職として連携するため	歯科医師の講演（訪問歯科診療について）の後，多系統萎縮症であり訪問歯科診療利用者の食事についての事例検討を行った．
2017年11月	地域ケア会議	1名	介護支援専門員，訪問看護師，歯科医師，理学療法士，社会福祉士	口腔衛生と経済面での自立支援相談	事例検討を通じ，オーラルフレイル等について他職種で話し合った．管理栄養士から，ベッド上で食事をしなければならない状況における食べる姿勢についてアドバイスをした．
2018年1月	大和保健福祉医療ネットワーク※（在宅医療・介護連携会議）	3名	医師，介護支援専門員，理学療法士，行政保健師，歯科衛生士，薬剤師	地域の各機関にいる管理栄養士の役割について他職種に周知するため	地域の各機関にいる管理栄養士の役割について他職種に周知し，連携について提案した．
2018年2月	地域ケア会議	2名	見守り訪問ボランティア，介護支援専門員，社会福祉士，民生委員	高齢者見守りボランティア向けに低栄養の危険性について講座を行うため	見守りボランティアの方々へ「低栄養」の危険性とその判断方法（顔色，動作，食事内容・買い物状況の観察方法等）を周知．明らかな体重減少がある人については，包括または健康づくり推進課にすぐに連絡することを勧めた．
2018年3月	地域ケア会議	1名	本人，妻，介護支援専門員，地域包括職員	経済的制約のある場合の低栄養改善	単一な食品購入（副菜中心）を主菜を選ぶようアドバイスした．調理ができないため，電子レンジを活用した調理方法の工夫等について伝えた．

※月1回開催．市管理栄養士1名輪番で参加．

持」が33名（45.8%），「悪化」が7名（9.8%）であり，いずれの活動も体重維持・増加に効果があることがわかった．

3）要介護等の重症化予防

　栄養改善対象者の重症化の状況を図3に示した．ここでは介護認定（要介護・要支援）への移行または死亡を「重症化」とし，栄養改善対象者の「介護予防アンケート」回答から2年後の重症化の状況について追跡したところ，介入者の「重症化」は19名（10.3%）であり，およそ9割が要介護認定，死亡せずに維持することができた．一方，長期不在，訪問拒否等で介入できなかった未介入者の「重症化」は44.0%にのぼり，訪問栄養相談を実施した場合，「重症化」割合は4分の1以下にとどめることができた．また，低栄養予防対象者では食生活の改善に加え，介入後に再び低栄養状態に陥った者はいなかった．

4）社会保障費削減の効果

低栄養改善の取り組みは，個人の健康管理の向上やフレイル予防に寄与するものであると同時に，医療費や介護給付費（社会保障費）抑制効果の側面ももつ[7]．低栄養改善による医療費削減効果を図4に示した．訪問前後において，医療費（医科外来＋調剤費）は1カ月あたり約2,000円/人（7%）減少しており，全体に換算すると，訪問栄養相談を実施したことにより約500万円/年の削減効果があったと試算された．

さらに介護給付費では，「重症化」の割合が4分の1以下に減少したこと（前節参照）を踏まえ，介入者と未介入者との重症化率の差から，介護給付費の抑制効果について試算した．「重症化」は介入した場合は19名の実績であるが，介入しなかった場合は81名にのぼると推定され，その差62名に大和市の2016年度介護サービス費の年間平均104万円/年（入所サービスを除く）を乗じると，訪問栄養相談を実施したことで介護給付費約6,450万円/年の削減効果があったと試算された．

以上のことから，本活動により医療費，介護給付費を合わせ，年間約7,000万円の社会保障費削減につながると考えられた[8]．

5）地域ケア会議への参加とフレイルの周知

管理栄養士が介護・高齢部門に配置されている市町村は少ないが，地域における栄養に関する課題は多く，その活動の需要は高い．表2は高齢福祉課と協働し，地域ケア会議に参加した例を示した．2015年度から大和市で管理栄養士が出席している地域ケア会議，在宅医療・介護連携会議の例を示している．参加当初は担当者会議に多く出席できるよう努めることにより，地域の多職種と関係性を構築した．また介護支援専門員の連絡会等に出席し，栄養・食事に関する課題に対して協働して取り組むことを伝えた．

▍ 4．フレイル対策と地域連携

食事は，いうまでもなく単に栄養としてだけでなく，コミュニケーションを図り，人生を楽しく彩るものである．

低栄養改善によるフレイル対策は，単にエネルギー，たんぱく質の付加によって栄養指標（BMIや血清アルブミン値）の改善に終始するものではなく，個々の高齢者や家族が長い間築いてきた価値観や食文化，生活習慣やその環境を十分に把握し尊重したうえで，「食べる楽しみ」を支援することが最も大切なことである．

低栄養状態やその恐れのある高齢者に，自分がそのリスクを認識していない場合が大半を占める．栄養相談実施時の聞き取りによると，自分の体調不良や生活の課題と体重減少が関連していることを認識できている高齢者は少数であった．

このように高齢者は自らが栄養・食事の課題を認識しにくい特徴があるため，支援者に訴えることも少ない．特に後期高齢者は配偶者の介護等のストレスにより，気づかないうちに低栄養状態になっている場合も多い．民生委員や自治会の役員，コンビニエンスストアの店員やタクシーの運転手によって把握された低栄養のケースなどもあり，後期高齢者が増加する今後，一層地域で対応していくことが欠かせない．

さらに今回紹介した訪問栄養相談の活動は訪問の一部を神奈川県栄養士会に委託したことから，地域の専門職の人材育成にもつながった．

▍ 5．今後に向けて

2018年9月より，厚生労働省保険局・老健局による「高齢者の保健事業と介護予防の一体的な実施に関する有識者会議」が発足し，筆者も構成員として参加している．健診結果等からの保健指導と介護予防をフレイルの観点から効果的に展開を図る新たな取り組みが始まろうとしている．地域包括ケアシステムのフレイル対策の柱として，今後ますます栄養・食事の専門家である管理栄養士の活躍が期待される．

注1）食料品を買う店が近くにない，食費が十分にない，1人で食べることが多い，食べる気力や楽しみを感じない，食事量の減少あり，のうち3項目以上に該当．

文　献

1) 内閣府：平成 28 年版高齢者社会白書．pp2-19,
   2016.

2) 杉山みち子，高田健人：高齢者の保健指導と低栄
   養対策．地域保健，48（5）：24-27，2017.

3) 長谷川未帆子，湯野真理子，田中和美ほか：大和
   市における二次予防栄養改善該当者への取組み.
   神奈川県公衆衛生学誌，62：32，2016.

4) 田中和美，湯野真理子：地域における介護予防の
   実際―大和市―，pp181-187．葛谷雅文編，臨床
   栄養別冊：健康寿命延伸をめざす栄養戦略．医
   歯薬出版，2016.

5) 大和市役所：平成 28 年度二次予防事業対象者お
   よび介護予防・日常生活支援総合事業における
   対象者等の把握調査分析業務調査結果報告書.
   pp3-34，2016.

6) 厚生労働省：栄養改善マニュアル，pp69-82．介
   護予防マニュアル（改訂版：平成 24 年 3 月）.
   2012.

7) 田中和美：介護予防データを活用した高齢者の
   低栄養防止の取り組み．日本栄養士会雑誌，70：
   12-13，2017.

8) 田中和美，湯野真理子，長谷川未帆子ほか：管理
   栄養士による低栄養予防の訪問栄養相談．予防
   医学，59：45-51，2017.

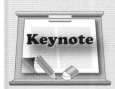

フレイルとポリファーマシー

秋下 雅弘

はじめに

　フレイルの多くは生活習慣病等の慢性疾患を背景として発症するため多病であり，そのため併存疾患の管理をどうするかが問題となる．特にそれらの病気を治療するべく使われる薬剤がフレイルの原因となる，あるいはフレイルを一歩進めてしまう可能性に十分な配慮が必要である．本稿では高齢者に多く使われる薬剤によるフレイルを中心に，高齢者に対する薬物療法の注意点を解説する．

1．高齢者のポリファーマシー

　高齢患者はいくつもの疾患や症候を有するため，多剤服用になりやすい．厚生労働省の調査では，75歳以上の約4割が5種類以上，約1/4が7種類以上の内服薬を1つの薬局から調剤されている．多剤服用は薬物有害事象（いわゆる副作用）や介護現場でみつかる大量の残薬に象徴される服薬アドヒアランス低下などの問題を起こしやすく，多剤服用のうち特に害をなすものをポリファーマシー（polypharmacy）と呼ぶ．薬物有害事象の発生は薬剤数にほぼ比例して増加するが，6種類以上が入院患者の有害事象全般[1]，5種類以上が通院患者の転倒リスク[2]と関連するため（図1），5種類ないし6種類以上から問題意識をもつことが必要である．ただし3種類でも問題があればポリファーマシーであり，10種類でも適切で問題がなければポリファーマシーに該当しないといえる．要するに数は目安で，本質的にはその中身が重要である．

　多病が高齢者におけるポリファーマシーの主因であり，特別な配慮をしなければポリファーマシーを回避することは難しい．若年成人あるいは元気な高齢者のエビデンスをフレイルな高齢者に外挿することの妥当性，対症療法の効果，非薬物療法など，処方に際して見直す点はいくつもある．特に個々の病態や日常生活機能，生活環境，患者の意思・嗜好に基づいて処方薬の優先順位を決めることが重要である．

2．薬剤起因性老年症候群としてのフレイル

　高齢者の薬物有害事象は，アレルギー症状や薬剤性腎障害・肝障害としてよりも老年症候群として現れることが多く，薬剤起因性老年症候群と呼ばれる．ふらつき・転倒，抑うつ，記憶障害，せん妄，食欲低下，便秘，排尿障害・尿失禁などが代表的であり（表1），薬剤とは関係なく高齢者によくみられる症状であるため，薬剤性と気付きにくく発見が遅れることが特徴である．

　このうち，記憶障害とせん妄，抑うつが精神心理的フレイルにかかわる症候であり，ふらつき・転倒，抑うつ，食欲低下，便秘は身体的フレイルにかかわる．ふらつき・転倒は身体的フレイルおよびサルコペニア（加齢性筋肉減少症）の代表的症候であり，抑うつは廃用性筋萎縮と食欲低下を介して，便秘は食欲低下を介して，食欲低下は栄養摂取不足により身体的フレイルとサルコペニアの原因となる．

筆者：東京大学大学院医学系研究科加齢医学

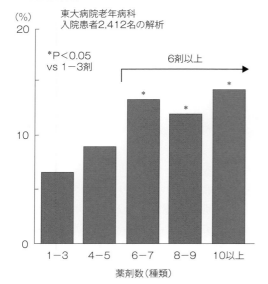
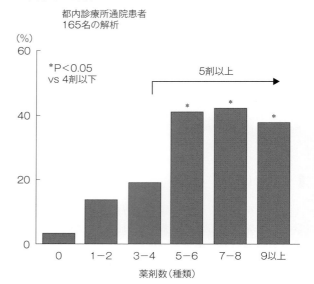

図1　ポリファーマシーと薬物有害事象の関係
（Kojima ら，2012[1]，Kojima ら，2012[2]より改変）

3．フレイルの原因となる薬剤

表1に示した薬剤がフレイルの原因となる薬剤であり，その多くは「高齢者の安全な薬物療法ガイドライン 2015」[3]にある「特に慎重な投与を要する薬物のリスト」に含まれている．同リストの詳細は日本老年医学会のホームページにも掲載されているので参照いただきたい．

身体的フレイルと精神心理的フレイルの双方にかかわる代表的薬剤として，ベンゾジアゼピン系睡眠薬・抗不安薬と抗コリン系薬剤があげられる．ベンゾジアゼピンには中枢神経抑制による認知機能低下と筋弛緩作用がある．抗コリン系薬剤は神経伝達物質であるアセチルコリンに拮抗するため，神経系に有害な作用を有することは自明である．これらの有害事象は臨床的にも数多くの研究で（しかし，そのほとんどは観察研究であるが）示されている．特に抗コリン系薬剤はポリファーマシーとの関連が深く，多数の併存疾患でそれぞれの疾患に対して抗コリン系薬剤が処方される結果，抗コリン作用の力価が高くなると認知症あるいはアルツハイマー病の発症リスクが高まること

が示されている[4]．抗コリン系薬物はサルコペニアに対しても，表2に示すようなさまざまな点で悪影響を及ぼすことに注意が必要である．

このような臨床的エビデンスに基づいて「高齢者の安全な薬物療法ガイドライン 2015」では，高齢の患者に使用すると認知機能障害（せん妄・認知機能低下・認知症）をきたす可能性のある薬物には何があるか？　というCQ（クリニカルクエスチョン）に対して，

・抗コリン作用をもつ薬物［フェノチアジン系などの抗精神病薬，三環系抗うつ薬，パーキンソン病治療薬（抗コリン薬），第一世代ヒスタミンH1受容体拮抗薬，ヒスタミンH2受容体拮抗薬，頻尿治療薬など］は，認知機能障害と関連するため減量または中止を検討する．（エビデンスの質：中，推奨度：強）

・向精神薬（抗不安薬，抗精神病薬，睡眠薬，抗うつ薬）は抗コリン作用と同様，認知機能障害と関連する可能性がある．（エビデンスの質：低，推奨度：弱）

・特にベンゾジアゼピン系睡眠薬・抗不安薬，オキシブチニンは，せん妄・認知機能低下・認知

表1 薬剤起因性老年症候群と主な原因薬剤（厚生労働省「高齢者の医薬品適正使用の指針（総論編）」より）

症候	薬剤
ふらつき・転倒	降圧薬（特に中枢性降圧薬，α遮断薬，β遮断薬），睡眠薬，抗不安薬，抗うつ薬，てんかん治療薬，抗精神病薬（フェノチアジン系），パーキンソン病治療薬（抗コリン薬），抗ヒスタミン薬（H2受容体拮抗薬含む），メマンチン
記憶障害	降圧薬（中枢性降圧薬，α遮断薬，β遮断薬），睡眠薬・抗不安薬（ベンゾジアゼピン系），抗うつ薬（三環系），てんかん治療薬，抗精神病薬（フェノチアジン系），パーキンソン病治療薬，抗ヒスタミン薬（H2受容体拮抗薬含む）
せん妄	パーキンソン病治療薬，睡眠薬，抗不安薬，抗うつ薬（三環系），抗ヒスタミン薬（H2受容体拮抗薬含む），降圧薬（中枢性降圧薬，β遮断薬），ジギタリス，抗不整脈薬（リドカイン，メキシレチン），気管支拡張薬（テオフィリン，アミノフィリン），副腎皮質ステロイド
抑うつ	中枢性降圧薬，β遮断薬，抗ヒスタミン薬（H2受容体拮抗薬含む），抗精神病薬，抗甲状腺薬，副腎皮質ステロイド
食欲低下	非ステロイド性抗炎症薬（NSAID），アスピリン，緩下剤，抗不安薬，抗精神病薬，パーキンソン病治療薬（抗コリン薬），選択的セロトニン再取り込み阻害薬（SSRI），コリンエステラーゼ阻害薬，ビスホスホネート，ビグアナイド
便秘	睡眠薬・抗不安薬（ベンゾジアゼピン），抗うつ薬（三環系），過活動膀胱治療薬（ムスカリン受容体拮抗薬），腸管鎮痙薬（アトロピン，ブチルスコポラミン），抗ヒスタミン薬（H2受容体拮抗薬含む），αグルコシダーゼ阻害薬，抗精神病薬（フェノチアジン系），パーキンソン病治療薬（抗コリン薬）
排尿障害・尿失禁	抗うつ薬（三環系），過活動膀胱治療薬（ムスカリン受容体拮抗薬），腸管鎮痙薬（アトロピン，ブチルスコポラミン），抗ヒスタミン薬（H2受容体拮抗薬含む），睡眠薬・抗不安薬（ベンゾジアゼピン），抗精神病薬（フェノチアジン系），トリヘキシフェニジル，α遮断薬，利尿薬

表2 抗コリン系薬物のサルコペニアに対する影響

□認知機能低下：食欲低下，廃用性筋萎縮
□唾液分泌低下：味覚・食欲の低下
□嚥下機能低下：摂食量低下
□消化管運動抑制：便秘等による腹満感から食欲低下
□神経筋接合部機能の低下

症発症に関連することが強く示されている．
（エビデンスの質：高，推奨度：強）
と記載されている．

以上のように，薬剤が標的臓器以外にも作用をもたらす可能性を常に考慮し，新たな症候がみられる場合にはまず有害事象を念頭に置いた問診と検索を進めることが重要である．

4．フレイル予防のための生活習慣病管理

糖尿病や高血圧などの生活習慣病はフレイルの危険因子であるため，少なくとも中高年期はその厳密な管理に努めることが重要である．しかし，高齢期，特に75歳以上で生理的予備能が低下した状態になると厳密な管理に伴う有害事象がむしろフレイル，さらに要介護を招くことに注意が必要である．

高齢者糖尿病では重症低血糖を起こすと，その後認知症を発症するリスクが上昇し，しかも低血糖の頻度に応じてリスクが増加するといった報告が相次いだ[5]．その結果，高齢者糖尿病ではとにかく低血糖を避けるべきという考えが世界的なコンセンサスとなり，そのためのガイドライン作りが進んだ．日本でも高齢者糖尿病の治療向上のための日本糖尿病学会と日本老年医学会の合同委員会から「高齢者糖尿病の血糖コントロール目標2016」が発表され，認知機能とADLに応じて管理目標を緩くすることが推奨されている．

高血圧についても過降圧による有害事象のリス

表3　アドヒアランスをよくするための工夫（日本老年医学会，2011[7]，p109）

服薬数を少なく	降圧薬や胃薬など同薬効2〜3剤を力価の強い1剤か合剤にまとめる
服用法の簡便化	1日3回服用から2回あるいは1回への切り替え 食前，食直後，食後30分など服薬方法の混在を避ける
介護者が管理しやすい服用法	出勤前，帰宅後などにまとめる
剤形の工夫	口腔内崩壊錠や貼付剤の選択
一包化調剤の指示	長期保存できない，途中で用量調節できない欠点あり 緩下剤や睡眠薬など症状によって飲み分ける薬剤は別にする
服薬カレンダー，薬ケースの利用	

クを回避することが必要である．イタリアのメモリークリニックで行われた認知症と軽度認知障害を対象とした追跡研究では，降圧薬を使用中で診察室の収縮期血圧が125 mmHg以下の場合，それ以上に管理されていたグループに比べて明らかにその後の認知機能の低下が顕著であったことが示されている[6]．また，降圧は転倒のリスクも伴うためフレイルな患者では特に注意が必要である．

その他にも高齢者の生活習慣病には管理上の問題がある．まず認知機能障害や視力障害・難聴などによるコミュニケーション能力低下に関連した服薬やインスリン注射の管理不良である．軽度認知障害の段階から服薬管理能力は低下してくるが，過度な血圧や血糖の変動により認知症に進行してしまうのを防ぐためにも，服薬遵守を図り，一定の管理基準を守るべきである．続いて，生活習慣病管理の基盤である食事や運動の問題，さらには状況把握の困難，非協力的態度なども管理の阻害要因となる．

対応としては，表3[7]に示すような方法を用いて服薬アドヒアランスが保てるような工夫を行う．たとえば介護者が管理する場合，介護負担を考えて，やはりなるべく単純な処方で，服薬時間も介護者の都合に合わせる．また介護者が日中に仕事がある場合は夕食後に，独居でヘルパー頼みの場合は昼食後にといった服薬時間の工夫を考える．剤型についても，軽度認知障害レベルであれば一包化によりアドヒアランス改善が期待できる．嚥下困難には口腔内崩壊錠やゼリーの使用を考慮し，服薬拒否には貼付剤を検討することも一法である．

■ おわりに

フレイルには有効な薬物療法が存在しない一方で，薬物はしばしばフレイルあるいはその増悪の原因となる．疾患を治療するために使用される薬物であるが，ポリファーマシーによる有害事象のリスクも含めて，その害が益を上回るケースが高齢者では多くなることを念頭に置き，常に薬物療法を見直す必要があることを強調したい．具体的な薬剤については，医師あるいは薬剤師に相談していただきたい．

文　献

1) Kojima T, Akishita M, Kameyama Y, et al.：High risk of adverse drug reactions in elderly patients taking six or more drugs：analysis of inpatient database. Geriatr Gerontol Int, 12：761-762, 2012.

2) Kojima T, Akishita M, Nakamura T, et al.：Polypharmacy as a risk for fall occurrence in geriatric outpatients. Geriatr Gerontol Int, 12：425-430, 2012.

3) 日本老年医学会／日本医療研究開発機構研究費「高齢者の薬物治療の安全性に関する研究」研究班編：高齢者の安全な薬物療法ガイドライン2015．メジカルビュー社，2015.

4) Gray SL, Anderson ML, Dublin S, et al.：Cumulative use of strong anticholinergics and incident dementia：a prospective cohort study. JAMA Intern Med, 175：401-407, 2015.

5) Whitmer RA, Karter AJ, Yaffe K, et al.：Hypoglycemic episodes and risk of dementia in older patients with type 2 diabetes mellitus. JAMA, 301：1565-1572, 2009.

6) Mossello E, Pieraccioli M, Nesti N, et al.：Effects

of low blood pressure in cognitively impaired elderly patients treated with antihypertensive drugs. JAMA Intern Med, 175：578-585, 2015.

7)　日本老年医学会編：健康長寿診療ハンドブック. p109, 日本老年医学会, 2011.

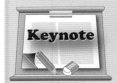

認知症予防への期待と現実

藤原 佳典

はじめに

認知症は患者本人および家族にとってさまざまな問題を引き起こすことはいうまでもない．そして認知症患者の増加は患者本人の医療・介護費用というフォーマルなコストに加え，家族の介護離職による経済的負担の増加や，離職された企業にとっても労働力の減少などのインフォーマルなコストと合わせて地域社会にとって大きな負担となる．

認知症の発症の明らかなリスク因子は加齢そのものであり，誰もが健康であることを目指した結果としての寿命の延伸が認知症の増加に関連している．いわば，「長生き病」とみることもできる．公衆衛生・医学の発展を是とするならば認知症患者の増加は宿命であり，超高齢社会を迎えているわが国においては長寿を保健・医療の成功として前向きに捉えたうえで，この状況を乗り越える術を探求する必要がある．

1．非薬理的予防法の重要性

認知症の治療もしくは発症の抑制には，薬剤によるコントロールが期待されるものの，現状では薬理的アプローチによる対応には限界があるといわざるを得ない．認知症の最大の原因疾患であるアルツハイマー病について，有力な機序仮説であるアミロイド仮説が提案されてから25年が経過している[1]．しかしながら，未だ根治にかかわる

筆者：東京都健康長寿医療センター研究所
　　　社会参加と地域保健研究チーム

薬剤は開発されておらず，候補となる抗体も限られている．2002年からの10年間で実施された413のアルツハイマー病を対象とした治験について，その99.6%が失敗に終わっていることが報告されている[2]．アメリカの大手製薬会社がアルツハイマー病の新薬開発の一部中断を発表したことも記憶に新しい．

一方では，近年，認知症の原因として糖尿病をはじめとした生活習慣病の影響が指摘され，そのコントロールが認知症の副次的薬理的アプローチとして実臨床の場面で期待される．しかしながら，根治的な薬理的アプローチがつまずく背景には，やはり加齢の影響が大きいためと考えられる．加齢現象と関連しているともいえる症状に対して，薬剤で立ち向かうことがいかに困難であるかは想像に難くない．

近い将来，認知症に対する根治的な薬理的アプローチが成功することを願ってやまないが，そのような確たる見通しが立たない現状においては非薬理的な方法に注目する必要がある．認知症の発症や認知機能の変化をアウトカムとした研究の蓄積によって，認知症の予防に関与する可能性がある生活習慣や取り組みが提唱されるようになった．これらの非薬理的予防法は，認知症の発症を完全に防ぐという発想のもと行われるものではなく，認知症発症の抑制・遅延が目標としている．高齢になるほど発症の可能性が高まる認知症を完全に防ぐのではなく，その時点での発症の可能性をなるべく低減させ，いずれ発症するとしてもその年齢を可能な限り先送りすることを目指した取り組みが非薬理的予防法といえる．

表1 DSM-5による認知症の診断基準

A　1つ以上の認知領域（複雑性注意，実行機能，学習および記憶，言語，知覚—運動，社会的認知）において，以前の行為水準から有意な認知の低下があるという証拠が以下に基づいている：
　（1）本人，本人を良く知る情報提供者，または臨床家による，有意な認知機能の低下があったという懸念，および
　（2）可能であれば標準化された神経心理学的検査に記録された，それがなければ他の定量化された臨床的評価によって実証された認知行為の障害
B　毎日の活動において，認知欠損が自立を阻害する（すなわち，最低限，請求書を支払う，内服薬を管理するなどの，複雑な手段的日常生活動作に援助を必要とする）
C　その認知欠損は，せん妄の状況でのみ起こるものではない
D　その認知欠損は，他の精神疾患によってうまく説明されない（例：うつ病，統合失調症）

（日本精神神経学会（日本語版用語監修），高橋三郎・大野　裕（監訳）：DSM-5—精神疾患の診断・統計マニュアル—．p594，医学書院，2014）[3]

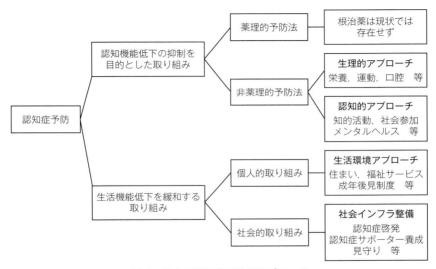

図1　現在の認知症予防のアプローチ

2．認知症予防の戦略

認知症予防にどのように取り組むべきかについては，認知症の診断基準に基づき整理することができる．米国精神医学会が2013年に発行した精神疾患の診断・統計マニュアル第5版（DSM-5）における認知症の診断基準では，認知機能の低下と，それによる自立した生活の障害が認知症診断の要点となっている（表1）[3]．認知機能の低下を抑制するアプローチが求められる一方，認知機能が低下したとしても自立した生活が継続できるような環境を構築するアプローチも重要となる．

認知機能低下を抑制するアプローチのうち，非薬理的予防法にはさまざまな方法が想定されるが，認知症発症にかかわる危険因子の性質により生理的アプローチと認知的アプローチに分類することができる．生活環境へのアプローチを含め，これら種々の取り組みは図1のようにまとめられる．

認知症予防におけるいずれの取り組みにおいても，早期の段階に手を打つことが重要となる．認知症の前駆段階として軽度認知障害（mild cognitive impairment：MCI）が注目されて久しいが，その理由には認知症の早期発見につながるというこ

とだけではなく，MCI 状態の約 3 割は健常な状態に戻るということが報告されたことにもある[4]．非薬理的予防法においては早期に取り組むことが発症の遅延につながり，生活環境アプローチにおいては早く取り組むほどに自身にとって有益な生活環境の構築について自らが決定できる可能性が高まる．

3．生理的アプローチ

生理的アプローチでは，脳をはじめとする全身の生理的状態を良好に保つことが目的となる．栄養面ではエイコサペンタエン酸（EPA）やドコサヘキサエン酸（DHA）などの単一の栄養素に着目した取り組みは以前から報告されているが，その有効性については議論が続いている．近年では単一の栄養素の効果よりも，多様な食品摂取が認知機能低下の抑制に寄与することが指摘されている[5]．運動面では，有酸素性運動による血管新生[6]，アミロイド β の減少[7]，神経細胞の成長[8]などの可能性に関する報告が続いており，継続的な有酸素性運動が海馬の容量の増大に寄与することも報告されている[9]．また栄養や運動に限らず飲酒，喫煙，体型も含めた健康的な生活習慣が認知症発症の抑制に関与することも報告されている[10]．生理的アプローチとして認知機能低下抑制に有効とされる取り組みは，その機序が完全に明らかになっているわけではないが，いずれも循環器疾患の予防に関連するものである．これらの知見は，循環器疾患の予防が結果として中枢神経の生理状態を良好に保つことに寄与することを示す重要なものである．

4．認知的アプローチ

認知的アプローチは中枢神経の働きに着目しており，主に認知的予備力仮説（cognitive reserve hypothesis）に基づいた取り組みとなる．認知的予備力仮説では，認知機能を反映する脳内神経ネットワークは頻繁に使用することによって強固になり，病的な神経ネットワークへの侵襲に備え

ることができると想定している[11]．たとえば教育年数の短さがアルツハイマー病のリスク増加と関与している理由は，認知的予備力仮説によって説明される可能性がある．また人生を通して手紙を書くなどの認知的活動を行う機会が多かった者のほうがアルツハイマー病の原因物質とされるアミロイド β の沈着が少ないことも報告されている[12]．社会的つながりが豊富なもののほうがそうでないものよりも認知症の発症率が低い[13]ことも，対人接触によって神経ネットワークが活発に使用されていることで認知的予備力が高まった結果である可能性がある．

知的活動が認知機能の低下抑制に有効であることは認められつつあるが，知的活動であれば何でも有効であるというわけではない．どのような知的活動が認知機能にとってよい刺激をもたらすかを検討した研究では，音楽鑑賞やパズルなどに取り組むグループと比して，カメラの撮影技術の学習やパソコンによる画像編集技術の学習といった新しい事柄の学習を行ったグループにおいて記憶機能の向上がみられたことを報告している[14]．認知機能の働きが向上することで，その後の認知機能低下が遅延することが期待できる．

認知的アプローチとしてよいものを取り上げればきりはないが，われわれが実際に行うことでできる活動には限りがある．認知症予防の要素を取り込んだ活動を日常生活のなかにいかに取り込めるかが重要となる．この視点から認知的アプローチのキーポイントは次のように示すことができる．

(1) 豊富な知的活動（認知機能を使用する活動）がある
(2) 知的活動には新しい学習が含まれる
(3) 他者との交流・会話が豊富にある
(4) 知的活動・他者との交流は自分にとって満足・楽しみがある
(5) 長期間にわたって継続することができる（目的意識がある）

われわれは絵本の読み聞かせ技術の習得を目的とした介入研究を展開している．もの忘れ愁訴のある高齢者を対象に無作為化比較試験による効果

検証を行ったところ，絵本の読み聞かせ技術の習得講座に参加した群において記憶機能向上の介入効果がみられた[15]．この研究の重要な点は，絵本の読み聞かせ技術を習得することで世代間交流活動への移行が期待でき，自主活動グループの仲間や，読み聞かせに参加する子どもたちとの新しい社会的つながりが生まれるところにある．このような社会的つながりは認知機能の低下抑制に好影響であるだけでなく，QOLの向上にも寄与するものと考えられる．

▌5．生活環境的アプローチ

認知機能の低下は認知症患者本人の人生に重大な問題をもたらすため，生理的アプローチと認知的アプローチによる予防はともに重要となる．しかし，認知症の予防とは認知機能の低下を先送りすることであり，いくら予防活動に励んでも，いずれは認知症を発症する者も少なくない．社会的交流は認知機能の低下を抑制する一方で，認知機能が低下するほど，社会参加活動，ひいては社会的交流に消極的になる．そのため認知機能が明らかに低下した人には，自分から積極的に社会的交流や社会参加を促進することは期待し難い．

そのため認知機能の低下後も可能な限り重症化を抑制し，本人が望む生活を継続できる状況を作り出す生活環境アプローチは，認知機能低下を予防するアプローチと同等あるいはそれ以上に重要となる．

生活環境アプローチに関する取り組みは今後進展するものと思われるが，具体的には認知機能が低下しても，その人にとって快適な生活が継続できるような介護・福祉サービスの利用，居住環境の構築や，財産管理のための成年後見制度の利用などがあげられる．

▌おわりに

認知症予防のアプローチは生活に関連して多岐にわたるため，包括的に取り組むことが望まれる．しかし，いくら認知症予防に積極的に取り組んだ

としても，現在のところ認知症の発症を完全に防ぐような手立ては存在せず，健康に長生きするほど発症の可能性は高まっていく．誰しもが認知症にかかわる可能性がある現代において，認知症について理解を深め，生理的・認知的アプローチによって発症の遅延を目指すとともに，認知機能が低下したとしても自分が望む生活を継続できるように生活環境面を整えることが重要となる．その意味において，認知症の人とその家族，友人といった身近な環境のみならず，ひいては，認知症にやさしい地域社会の創生が急がれる．

文　　献

1) Selkoe DJ, Hardy J：The amyloid hypothesis of Alzheimer's disease at 25 years. EMBO Mol Med, 8：595-608, 2016.

2) Cummings JL, Morstorf T, Zhong K：Alzheimer's disease drug-development pipeline：few candidates, frequent failures. Alzheimers Res Ther, 6：37, 2014.

3) 日本精神神経学会監修，高橋三郎，大野　裕監訳：DSM-5―精神疾患の診断・統計マニュアル―．医学書院，2014.

4) Manly JJ, Tang MX, Schupf N, et al.：Frequency and course of mild cognitive impairment in a multiethnic community. Ann Neurol, 63：494-506, 2008.

5) Otsuka R, Nishita Y, Tange C, et al.：Dietary diversity decreases the risk of cognitive decline among Japanese older adults. Geriatr Gerontol Int, 17：937-944, 2017.

6) Voss MW, Erickson KI, Prakash RS, et al.：Neurobiological markers of exercise-related brain plasticity in older adults. Brain Behav Immun, 28：90-99, 2013.

7) Lazarov O, Robinson J, Tang YP, et al.：Environmental enrichment reduces Abeta levels and amyloid deposition in transgenic mice. Cell, 120：701-713, 2005.

8) Cotman CW, Berchtold NC：Exercise：a behavioral intervention to enhance brain health and plasticity. Trends Neurosci, 25：295-301, 2002.

9) Erickson KI, Voss MW, Prakash RS, et al.：Exercise training increases size of hippocampus and improves memory. Proc Natl Acad Sci USA,

108：3017-3022, 2011.

10) Elwood P, Galante J, Pickering J, et al.：Healthy lifestyles reduce the incidence of chronic diseases and dementia：evidence from the Caerphilly cohort study. PLoS One, 8：e81877, 2013.

11) Richards M, Deary IJ：A life course approach to cognitive reserve：a model for cognitive aging and development? Ann Neurol, 58：617-622, 2005.

12) Landau SM, Mintun MA, Joshi AD, et al.：Amyloid deposition, hypometabolism, and longitudinal cognitive decline. Ann Neurol, 72：578-586, 2012.

13) Fratiglioni L, Wang HX, Ericsson K, et al.： Influence of social network on occurrence of dementia：a community-based longitudinal study. Lancet, 355：1315-1319, 2000.

14) Park DC, Lodi-Smith J, Drew L, et al.：The impact of sustained engagement on cognitive function in older adults：the Synapse Project. Psychol Sci, 25：103-112, 2014.

15) Suzuki H, Kuraoka M, Yasunaga M, et al.： Cognitive intervention through a training program for picture book reading in community-dwelling older adults：a randomized controlled trial. BMC Geriatr, 14：122, 2014.

介護予防・健康づくりの実践事例

虚血性心疾患の元気長寿に向けた運動教室の実践例

渡邉 寛[1)]・鄭 松伊[2)]・染谷 典子[3)]・若葉 京良[3)]
田中 喜代次[4)]

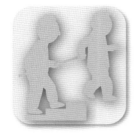

はじめに

　狭心症や心筋梗塞などの虚血性心疾患に向けた運動実践の有益性は，かなり以前から指摘されている．筆者らは，1989 年より心筋梗塞後の患者や心臓バイパス術後の患者らに向けた院内監視型運動療法(医療体育，フィットネスリハビリテーション)を今日まで継続している[1-4)]．その実践内容と効果の一部について報告する．なお 1989 年〜1999 年を第 1 期，2000 年〜2010 年を第 2 期，2011 年〜2018 年を第 3 期と位置付け，主に第 1 期と第 3 期について紹介する．

1．運動教室の内容

　表 1 に示すように，第 1 期の院内指導ではウォームアップとして準備体操，次に固定式自転車エルゴメータ，そして院内であればマシンを使用した筋力トレーニングとボールを利用したレクリエーションなどを，院外ではウォーキングおよびボール運動などを，最後にクールダウンとして整理体操やストレッチを指導した[3,4)]．
　表 2 は，第 3 期の院内運動プログラムである．参加者の高齢化に伴い，持久力・筋力・筋持久力のパワーアップを目的とした内容から，生活全般における機能維持・改善，転倒予防，関節痛予防，

表 1　THF 取手教室運動プログラム（第 1 期：1989〜1999）

時　間	内　容
10 分	ウォームアップ
20〜30 分	エルゴメータ（固定式自転車またはトレッドミル）利用の有酸素性運動．心拍数・RPE を連続監視．血圧は定期的に監視．
30〜40 分	ウォーキング，PACE マシン利用の筋力トレーニング． 病院敷地内または外の公園でボール運動，筋力トレーニング． 運動遊園内の器具を利用した筋力トレーニング，平衡性・柔軟性の運動．
10 分	クールダウン
10 分	食生活に関するミニ講話（塩分，糖質，脂質，節酒，摂取エネルギー量など）．

関節可動域維持・改善を目的とした内容へと変化してきた．ボール（ソフトギムニク）やセラバンド，スポバンドなどの用具も活用しながらファンクショナルトレーニングと下肢の筋力トレーニングを積極的に導入した．
　レクリエーションのボール運動においては，広い屋外から狭い屋内のスタジオに移り，ボールを風船に変え，移動を伴う場合は方向変換を慎重に，かつ緩やかに行うなど安全性への配慮を一段と高めるようになった．

2．ウォームアップとクールダウンの工夫

　これらの局面では提供するメインプログラムに依存しつつも，こわばりがちな関節を動きやすくするために，さする動作や手指足指動作を増やし

筆者：1）取手医師会病院
　　　2）弘前大学医学部社会医学講座
　　　3）筑波大学大学院人間総合科学研究科
　　　4）筑波大学名誉教授

表2 THF取手教室運動プログラム（1989〜2018）

ウォームアップ：ストレッチ　10〜15分
メインプログラム：表1参照　60〜70分
クールダウン：ストレッチ　10〜15分　　　計　90分

メインプログラム例（第3期）

運　動	主なねらい
自重による筋力トレーニング（主に下肢）	S，B，F
セラバンド・スポバンド・ダンベル使用の筋力トレーニング	S，B，F
ボールエクササイズ	F，C，B，S，R
キャッチボール（リズム・高さ・投法をアレンジ）	F，C，B，R
スクエアステップエクササイズ	F，C，B，R，E
エアロビクス（ローテンポ，簡単なステップ）	C，R，E
太極拳	F，C，B，S
ヨガ	F，C，B，S
ピラティス	F，C，B，S
タンデム歩行じゃんけんゲーム	F，C，B，R
風船玉入れ・風船リフティング	F，C，B，R
ゴム輪くぐり	F，C，B，R
脳トレ1　手足の左右や上肢と下肢で異なる動き	F，C，R
脳トレ2　童謡に合わせた脳トレ1	F，C，R
脳トレ3　パターン記憶の再現	F，C，R
歩行アレンジ（上肢・リズム・歩幅や方向のアレンジ）	F，C，B，E

（F：ファンクショナルトレーニング，C：コーディネーショントレーニング，B：バランストレーニング，S：筋力トレーニング，R：レクリエーション，E：持久力トレーニング）

て血液循環を促してきた．また関節可動域の維持・改善を意識した動作を増やすとともに，特に第3期には神経系の立ち上がりを意識し，手指動作を伴う脳トレや，やさしい動的ストレッチングを取り入れている．立位動作では頭部の回旋時のふらつきに留意した．

3．院内運動実践中のメディカルチェック

第1期の院内での自転車エルゴメータ運動中には，毎回テレメトリー方式にて心電図や心拍数を，患者によっては血圧を測定し，全患者から主観的運動強度を聴取した．また研究目的の一環として，患者側にとっては血糖などの動態を診るメリットとして，肘静脈に翼状針を留置しながら5分ごとに採血を行い，血糖のほか，乳酸，遊離脂肪酸，尿酸などを分析した．第2期では上記の観

察機会が減少し，第3期ではメディカルチェックをごく稀に行う程度になっており，血圧は自宅での自己測定を促し，心拍数を含む心電図チェックを病院で受けるよう推奨している．運動中および運動後には静脈血還流を促進させるために，仰臥位姿勢での四肢の体操や足関節の運動，軽いマッサージ，そして深呼吸を取り入れた．認知症の発症を恐れる参加者が増えてきた2010年ごろからは，脳トレになる手足の運動や脳トレドリル[5]を含めるようにしている．

4．院外運動実践中の身体機能維持法
〜体力強化⇒機能維持：脳トレ〜

第1期の院外では原則として散歩から開始し，徐々に速度を上げてbriskウォーキングを指導した．一部の患者に対してはslowジョギングを試

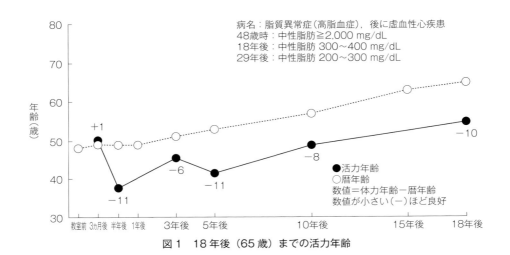

図1 18年後（65歳）までの活力年齢

すことも含めた．バイパス術後や心筋梗塞後の患者でもslowジョギングを行えるケースと，不安定型狭心症の場合には呼吸困難感はもちろん，特に胸痛発作に留意した．運動強度の上昇は多くの患者の呼吸困難感を招きやすいことから，院外ウォーキングの継続を好まないケースが観られた．ウォーキング程度の負荷に抵抗を抱く患者に対しては，院内での軽い自転車運動や軽い筋力トレーニングマシン運動，ストレッチなどを重点的に，かつ休息を挟みながら指導した．

5．活力年齢と体力年齢の定期的評価

運動教室継続前（pre），継続を開始して3カ月，6カ月，1年，1年6カ月，2年，3年，5年，7年，10年，15年，20年，25年あたりの時期に，1989年～2000年にかけての教室運営開始当初は原則として全患者の活力年齢[3]，体力年齢，血圧などを測定した．運動負荷試験[3,4]は，モナークの自転車エルゴメータを利用し，1分ごとに0.25 Kp（15 W）ずつ負荷を漸増させるプロトコルを採用した．自転車運動が不得意な一部の患者，体重が40 kgに満たない高齢の患者にはトレッドミル法を用いることがあった．測定項目は，安静時と運動中の血圧や心拍数，安静時の腹囲，体脂肪，呼吸機能，コレステロール，中性脂肪，赤血球数，ヘモグロビン，ヘマトクリットなどであった．運動負荷試験からはlactate threshold（乳酸性閾値）や最高酸素摂取量を求めた．その他の体力測定項目としては，垂直跳び，反復横跳び，立位体前屈，片足立ち，握力，脚筋力などを採用した．

図1・図2は1989年から2018年に至るまで運動教室に継続参加している女性患者2名の活力年齢および体力年齢（18年後までのデータ）をプロットしたものである．加齢とともに老化が進行しているものの，暦年齢との差（若さの指標）は一貫して良好である．図1の患者は現在でもすこぶる元気だが，図2の患者は肺がんを患って以降，体力の低下が観られている．

6．個別的指導の特殊例～スタチンで筋肉痛＋血糖上昇～

脂質異常症（高脂血症）の人にスタチンを処方するケースは少なくないが，稀に副作用の1つとして横紋筋融解症が起き，血糖値や糖化ヘモグロビン（HbA1c）およびCPK，LDH等が上昇することもあった．そのような場合には，処方薬の見直しを（該当者の）担当医に依頼した．また食べ過ぎ・飲みすぎで中性脂肪が2,000 mg/dL以上の男性が3週間にわたる食生活の徹底改善で200 mg/dL台にまで改善した例，遺伝体質で中性脂肪が2,000 mg/dL以上の女性が1年後に400 mg/dL前後にまで改善した例もある．その一方で，南太

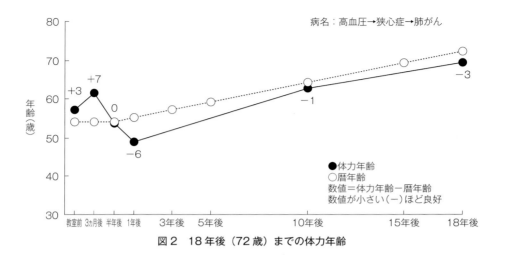

図2 18年後（72歳）までの体力年齢

平洋に発生した台風が日本列島に接近する頃から気圧変化の影響で体調が悪化し始めると訴える糖尿病＋脳梗塞の例，運動教室終了後に低血糖症状や低血圧症状を訴える糖尿病＋高血圧などの例も散見された．低血糖や低血圧に対しては，運動前の食事，運動中の糖分摂取，服薬の見直しなどを考慮して快方に導いた．

おわりに

虚血性心疾患と中心とした慢性維持期の中高年者に向けた体育（いわゆる運動療法）を開始して30年目に差し掛かっており，その間に多くの男性と少数の女性が他界した．20年，30年以前に狭心症や心筋梗塞などの病名を付けられた人であっても，図1のような専門家による導きによって元気長寿を実現できることが明らかになった．運動だけの効果は大きくないが，運動教室を開催するなかで，食事・栄養の教育，脳トレ，ストレスコーピング，内服薬の精査などを組み合わせると，おそらく20年，30年後には元気長寿の虚血性心疾患者が多数になるだろう．そのような時代の到来に向けて，患者の日常生活機能を高い水準に保ち，生活の質（QoL）を維持させる導きが望まれる．

文　献

1) 田中喜代次，牧田　茂：中高年者のための病態別運動プログラム．ナップ，2010.
2) 田中喜代次，田畑　泉：エクササイズ科学―健康体力つくりと疾病・介護予防のための基礎と実践―．文光堂，2012.
3) 田中喜代次，渡邊　寛，檜山輝男ほか：冠動脈硬化性心疾患患者の活力年齢および院内個別監視型運動療法の効果．動脈硬化，20：597-603, 1992.
4) 竹田正樹，田中喜代次，浅野勝己ほか：Lactate Thresholdを用いた冠動脈疾患患者用の運動プログラムのあり方．呼吸と循環，41：999-1003, 1993.
5) 田中喜代次・小貫榮一：スマート脳トレ．騒人社，2016.

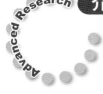

介護予防・健康づくりの先端研究

高齢者の栄養（特にタンパク質）と運動の重要性

野﨑 礼史

はじめに

日本は世界有数の長寿国である．厚生労働省によると，65歳以上の高齢者人口は2017年に3,515万人となり高齢化率は27.7％となった．2036年には人口の3分の1が高齢者になると推計されている．2016年の集計では，健康上の問題で日常生活が制限されることなく生活できる期間である「健康寿命」は男性が72.14歳（同年の平均寿命は80.98歳），女性が74.79歳（同87.14歳）で，継続的な医療・介護に依存せざるを得ない生存期間である「不健康な期間」は男性で約8.8年，女性で約12.3年であった．また同年の要介護要因では「認知症」が最多となり，次いで「脳血管疾患」「高齢による衰弱」の順となった．加齢とともに「脳血管疾患」の割合は減り，「高齢による衰弱」や「骨折・転倒」の占める割合が増加している．

高齢化社会における最も重要なキーワードが「フレイル」と「サルコペニア」である．要介護要因の「高齢による衰弱」はおおむねフレイルとして認識できる．フレイルとは心身の衰えや脆弱性を表す概念で，加齢に伴い予備能力が低下し，ストレスに対する回復力が低下することにより，要介護状態への移行・死亡リスクの高まった状態である．フレイルは身体的，精神・心理的，社会的フレイルの3要素からなる多面的な問題を抱えた状態である．サルコペニアとは，狭義には「加齢による骨格筋量の低下」，広義には「すべての原因による筋量・筋力・運動機能の低下」と定義され

筆者：茨城西南医療センター病院

る．サルコペニアは身体的フレイルと大きく重複した概念である．

高齢化が進んだわが国では，高齢者であっても自立した生活の維持が求められており，また高齢者の多くがそう望んでいると思われる．サルコペニアは運動能力の低下や転倒・骨折，衰弱を招き，死亡率を高める．したがって健康長寿を目指すためには，要介護状態の重要な原因であるサルコペニア対策は特に重要な課題である．

1. 高齢者の低栄養とタンパク質

サルコペニアの原因には，加齢によるもののほか，骨格筋の不使用や慢性疾患，炎症，侵襲，低栄養などが考えられている．高齢者の低栄養の頻度はとても高く，重要な原因の1つである．地域在住高齢者を対象とした報告では約70％程度が低栄養または低栄養のリスクがある状態であった[1]．

人体においてタンパク質は細胞を構成する主要成分で水分（60％）を除くと最大の構成要素（15〜20％）である．筋肉・内臓・皮膚・骨・歯・毛髪など，人体のほとんどのものを構成している．また物質輸送・運動・免疫機能・栄養の貯蔵・酵素・ホルモンなどと多彩な機能を有す．骨格筋はタンパク質の重要な貯蔵源であり，疾病やけがに伴う組織の修復に必要なアミノ酸の供給源である．

十分なエネルギーが外部から供給されない飢餓状態では，生体はエネルギー源として肝臓に貯蔵されたグリコーゲンを利用する．肝グリコーゲンはおよそ半日で枯渇してしまう．その後は骨格筋のタンパク質を分解（異化）することで生じた糖

原性アミノ酸がエネルギー源として利用され，筋量は減少していく．熱傷や敗血症，手術，外傷などの侵襲時においても異化は亢進する．

「除脂肪体重」は，体脂肪以外の筋肉・骨・内臓などの総重量で，筋量を反映している．低栄養などにより徐脂肪体重が健常時より30%減少すると「窒素死」といわれる生命の危機に陥る．この間，生体では①筋量の減少，②アルブミンなどの内臓タンパク質の減少，③リンパ球などの免疫能の障害，④創傷治癒遅延，⑤生命維持に必要な臓器機能の低下，という経過をたどり最終的に死に至る[2]．サルコペニアは①の状態であり，窒素死への道中にあるといえる．低栄養やサルコペニアの結果，運動機能の低下のみならず生命活動を脅かす種々の問題が生じてくる．サルコペニアを防ぐということは，単に骨格筋量や移動能力の維持にとどまらず，疾病に対する治癒力や生命活動そのものの維持という側面もある．

2. サルコペニアに対する治療戦略

サルコペニア対策の目標は筋量や筋力を増加させることである．その意義は，「筋力向上による運動能力改善，転倒・骨折の危険性低下を目指した介護予防の観点」と，「創傷治癒等に必要なアミノ酸供給源（主として下半身の筋肉）の増加による窒素死予防の観点」にあると考えられる．余剰に摂取した炭水化物は中性脂肪として蓄えることができるが，侵襲に対してはタンパク質ほど役に立たない．一方で，タンパク質は余剰に摂取しても腎から排泄されてしまい，蓄える（筋肉を増やす）のは容易でないし，創傷治癒や免疫の観点から，有事の際の重要なアミノ酸の供給源である．

サルコペニアに対する治療で有効なのは栄養介入，運動介入およびその組み合わせである．サルコペニアの原因は低栄養であることが多く，まず栄養介入が重要である．栄養状態が悪化している状態で，運動のみの介入は逆効果になってしまう．

3. 栄養療法

栄養療法に関しては十分なタンパク質摂取が基本である．最低でも1.0 g/kg/日，可能であれば1.2～2.0 g/kg/日程度のタンパク質摂取を目指す必要がある．ただし腎障害がある場合は注意が必要である．高齢者の場合，若年者に比べて食後に誘導される骨格筋におけるタンパク質合成作用が低下している．この加齢による栄養障害はタンパク質の「同化抵抗性」と呼ばれ，高齢者が筋肉を増やしづらい要因の1つである．高齢者が若年者と同程度にタンパク質合成を刺激し筋タンパク質を蓄積するためには，より多く（毎食25～30 g程度）のタンパク質を1日のうちに均等に摂取する必要がある．

アミノ酸の摂取も有効である．分岐鎖アミノ酸のロイシンは，筋タンパク質合成の強力な刺激物質である．ロイシンは筋タンパク質合成速度を速め，加齢に伴う骨格筋量の減少を抑制し，長期的な除脂肪体重の減少を遅らせる作用を有す[3]．アミノ酸製剤の投与は運動直後が好ましいとされる．ロイシンの代謝産物である3-ヒドロキシイソ吉草酸（HMB）が一時はおおいにもてはやされたが，最近では否定的な報告[4]もあり，積極的な摂取は推奨できない．

ビタミンDの補充は，血中ビタミンDが低下している高齢者に対して筋力向上につながることが知られている．また，抗酸化物質（ビタミンC・E），n-3系脂肪酸（EPA・DHA）などの栄養素が有効とする報告もあるが，これらはエビデンスの蓄積が待たれるところである．

高齢者のタンパク質摂取量は，70歳以上で急激に低下している．高齢者の単独世帯は増加傾向にあり，食料品アクセスや調理などの食に関する問題を抱えている．このような社会的フレイルもタンパク質摂取量の低下の一因である．簡単なのはプロテインやアミノ酸サプリメントを摂取することだが，入手経路や費用の問題（これらのサプリメントの価格は高い）がある．地域でのサポートが必要不可欠であり，解決すべき課題である．当院では，比較的安価で手に入る，日持ちをする食

材を用いた，簡単に調理できる高タンパク質レシ
ピを患者さんに配布するなどの情報発信を行って
おり好評を得ている．

4．運動療法

　成人の骨格筋量は20歳を過ぎると50歳までに
約10％減少し，50歳以降激減し，80歳までに40％
減少する[5]．体積の大きな筋肉は主に下肢に集中
しており，筋量減少・筋力低下は下肢（特に大腿
四頭筋）で著しい．筋線維には，持久性や姿勢保
持に優れた「1型（遅筋）線維」と瞬発力やとっさ
の動きに優れた「2型（速筋）線維」がある．筋量
の減少は主に筋線維の数の減少と2型線維のサイ
ズの減少によるものである．一方で，1型線維の
サイズは比較的晩年まで維持される．これら下肢
の筋力低下は移動能力に直接影響し，ADLや
QOLの低下を招く．よって，下肢の2型線維に対
する運動介入が重要である．2型線維を増やすた
めには，有酸素性運動よりも筋肉に負荷をかける
レジスタンストレーニング（resistance training：
以下RT）が効果的である．

　健康増進を目的とした高齢者による運動の代名
詞といえばウォーキングである．ウォーキングに
代表される有酸素性運動で期待される効果は，体
脂肪率の低下や最大酸素摂取量，インスリンの感
受性の改善などである．ウォーキングは「足腰を
鍛える」として下肢の筋力増加に絶大な効果があ
ると考えている高齢者も少なくない．しかし，有
酸素性運動のみでは加齢に伴う筋量減少を防ぐこ
とはできず，サルコペニアの高齢者では転倒・骨
折の危険性もある．

　一方，RTは，さまざまな条件の高齢者に比較
的安全に実施可能で，サルコペニアに対して最も
効果的な運動介入である．骨格筋量を増加させる
ためには，高負荷のRTを十分な期間（3カ月以
上）と頻度（週3回）で継続する必要があるとさ
れる[6]．ターゲットは下肢，特に大腿の筋群で，
スクワットを中心としたメニューが効果的であろ
う．最近のトレーニング科学では，筋量の増加は
training volume（＝トレーニング強度・重量×回

数×セット数）に依存することが明らかにされつ
つある[7]．高齢者においても低負荷であってもト
レーニングの総負荷量が同等であれば効果がある
と報告[8]されており，もう少し気軽にRTが導入
できそうである．

5．肥満と減量に関して

　サルコペニアのなかでも体脂肪が極端に多いサ
ルコペニア肥満では全死亡率や心血管死亡率が高
い．その一方，肥満でも筋量が多ければ予後がよ
いことも判明しており，RTによって筋量を増加
させたほうがよいとする報告がある[9]．筋量が増
加すれば基礎代謝が向上し，インスリン抵抗性も
改善するため，肥満度も改善する可能性が高い．
メタボリックシンドローム対策として減量中心の
指導（食事制限や有酸素性運動）が主流であるが，
不適切な食事制限は筋肉の異化亢進を招き将来的
なサルコペニアのリスクを増大しかねない．また
公衆衛生学的観点からも，高齢者の運動は有酸素
性運動からRTへのパラダイムシフトが起こって
おり，ますますRTの重要性が増している[10]．

おわりに

　良質なタンパク質の摂取とRTは，この高齢化
社会に対する最も重要なソリューションである．
しかし，これらに対する市民の関心はまだ高いと
はいえず，われわれは正確な情報発信をし続けな
ければならない．

　加齢とともに身体機能は徐々に低下していく
が，筋肉は加齢に逆らい改善することが可能な稀
有な臓器である．老いを否定するものではない
が，筋肉を増やすことによって，QoLを保ち快適
な人生を送ることができる．筋肉の減少は壮年期
にはすでに始まっており，より早期の栄養・運動
介入が望ましい．転ばぬ先の杖ならぬ，転ばぬ先
の筋肉である．

文　献

1）　Kaiser MJ, Bauer JM, Ramsch C, et al.：Frequency

of malnutrition in older adults：a multinational perspective using the mini nutritional assessment. J Am Geriatr Soc, 58：1734-1738, 2010.

2）Steffee WP：Malnutrition in hospitalized patients. JAMA, 244：2630-2635, 1980.

3）Xu Z, Tan Z, Zhang Q, et al.：The effectiveness of leucine on muscle protein synthesis, lean body mass and leg lean mass accretion in older people：a systematic review and meta-analysis. Br J Nutr, 113：25-34, 2015.

4）Din U, Brook M, Selby A, et al.：A double-blind placebo controlled trial into the impacts of HMB supplementation and exercise on free-living muscle protein synthesis, muscle mass and function, in older adults. Clin Nutr：2018.（in press）

5）Lexell J, Taylor CC and Sjöström M：What is the cause of the ageing atrophy?：Total number, size and proportion of different fiber types studied in whole vastus lateralis muscle from 15-to 83-year-old men. J Neurol Sci, 84：275-294, 1988.

6）宮地元彦，安藤大輔，種田行男ほか：サルコペニアに対する治療の可能性―運動介入効果に関するシステマティックレビュー―．日本老年医学会雑誌，48：51-54，2011.

7）Colquhoun RJ, Gai CM, Aguilar D, et al.：Training volume, not frequency, indicative of maximal strength adaptations to resistance training. J Strength Cond Res, 32：1207-1213, 2018.

8）Csapo R, Alegre L：Effects of resistance training with moderate vs heavy loads on muscle mass and strength in the elderly：a meta-analysis. Scand J Med Sci Sports, 26：995-1006, 2016.

9）Kim Y, Wijndaele K, Lee DC, et al.：Independent and joint associations of grip strength and adiposity with all-cause and cardiovascular disease mortality in 403,199 adults：the UK Biobank study. Am J Clin Nutr, 106：773-782, 2017.

10）Steele J, Fisher J, Skivington M, et al.：A higher effort-based paradigm in physical activity and exercise for public health：making the case for a greater emphasis on resistance training. BMC Public Health, 17：300, 2017.

時流トピック

高齢者に対する心臓マッサージ・AED を考える

立川 法正

「心停止」という言葉を聞いたことがあると思う．「心停止」とは心臓の動きが完全に停止している状態をイメージさせるが，"心臓がブルブルと痙攣している状態（以後，「ブルブル心臓」とする）"[注1]も心停止である．普段，心臓はポンプとして働き全身に血液を送り出しているが，ブルブル心臓では血液を送り出せず心停止となる．ボール等による胸への衝撃で起こる心停止（心臓震盪），マラソン中の心停止，そして急性心筋梗塞発症後の心停止はブルブル心臓のことが多く，AED（automated external defibrillator，自動体外式除細動器）による電気ショックが有効で，成功すると心臓は正常な動きに戻る．しかし，完全停止した心臓には AED は電気ショックを実施しない．

総務省消防庁の統計「救急救助の現況（平成29年）」によると，一般市民が心停止の瞬間を目撃した心原性心停止[注2]傷病者の社会復帰率は 8.7% であるが，そのなかでも倒れた瞬間の心電図がブルブル心臓であると社会復帰率は 25.1% と格段に上昇する．マラソン大会では心停止の発生率が増加するといわれ，心肺蘇生のできる救助者および AED を適切に配置するなど，心停止に対する準備が講じられている．東京マラソンでは過去11名が心肺停止となっているが，11 人全員が社会復帰している．万全の準備があれば，突然の心停止に対する社会復帰率は限りなく 100% に近づくのではないかと思わせる．

一方で，がんの末期，老衰など自宅等で最期を迎えようとしている終末期の患者では，人生の最終段階の過ごし方について傷病者本人が家族やかりつけ医と熟考し，「本人または家族の希望で心停止時に心肺蘇生（cardio pulmonary resuscitation：CPR）を実施しない」ことを意味する DNAR（do not attempt resuscitation）の意思表示をすることがある．胸骨圧迫（心臓マッサージ）など体に負担をかける不必要な蘇生処置を回避し，静かに最後を看取ることを目的としている．病院では医師，看護師等のスタッフが患者の DNAR 意思を共有し，心停止時に患者の意思を尊重した対応は可能であるが，自宅や高齢者施設[注3]など病院外で心停止になると事情が変わる．

病院外で心停止となり 119 番通報されると，救急隊は心肺停止を確認後すぐに胸骨圧迫などの救命処置を始める．このような一刻を争う状況で，傷病者の家族や関係者から心肺蘇生等を希望しない旨を書面や口頭で救急隊に伝えられることがある．救急隊は傷病者の救命を優先し心肺蘇生を実施すべきか，傷病者の意思を優先して心肺蘇生を中止すべきかの判断を迫られる．救急医療体制の推進に関する研究（救急業務における心肺蘇生の開始，中止にかかわる現状に関するアンケート調査結果）では，調査対象となった全国の救急隊員 295 名のうち 47 名（16%）が，心肺停止事例で傷病者の DNAR 意思を示したリビング・ウィル[注4]等の書面を提示された経験があると答えている．米国ではほとんどの州で病院外でも有効な DNAR 指示が規定されており，DNAR 指示がすぐにわかるようにブレスレットやネックレスが提供されている．そのため，救急隊は心肺蘇生を実施すべきか，中止すべきかを一目で判断できるが，わが国では病院外での DNAR 指示について基づくべき指針は存在せず，全国各地で救急業務の大

筆者：筑波記念病院救急科

きな課題となっている.

政令指定都市を所管する消防本部を対象に実施された現状への対応についての調査では，多くは「傷病者などの希望や医師の指示にかかわらず心肺蘇生等を実施する」と回答し，約3割は「心肺蘇生等を中止するもしくは中止することを許容する」と回答するなど，各消防本部での対応も異なる.

日本臨床救急医学会の提言では，傷病者が心停止時に心肺蘇生を希望していない場合，その家族は「119番通報をしないのが望ましい」としている. また容体が急変し慌てて救急車を呼んでしまった場合には「現場に駆けつけた救急隊員は家族などからDNAR意思を示す書面等を提示されても心肺蘇生を始めるべき」としている. そのうえで，かかりつけ医と連絡をとり，中止を指示されれば患者本人の意思を尊重して心肺蘇生を中止する. また，かかりつけ医と連絡がとれなければ，日常の救急業務で相談している医師（オンラインMC医等）を代役として指示を求めるべきとしている.

2016年には，70歳以上の心肺停止傷病者の発生場所は「住宅」「高齢者施設」が約9割を占めている（総務省消防庁調べ）ことから，患者の意思を尊重できる地域社会の構築には，在宅診療およ

び介護・保健施設等の高齢者施設におけるDNAR意思を示す患者への看取りのできる体制の充実が望まれる. これには医療関係者だけでなく，介護・福祉施設の関係者，そして地域住民等を含めた取り組みが必要となる. また2013年に成立・施行された「持続可能な社会保障制度の確立を図るための改革の推進に関する法律」第四条5には，「政府は，個人の尊厳が重んぜられ，患者の意思がより尊重され，人生の最終段階を穏やかに過ごすことができる環境の整備を行うよう努めるもの」と記載されている. 今後は，消防庁や厚生労働省などより広範な視点からの検討も望まれている.

注1）："心臓がブルブルと痙攣している状態"とは，心室細動（VF），無脈性心室頻拍（pulseless VT）という不整脈を示す.

注2）：「心原性心停止」とは，窒息など呼吸ができないことで起こる心停止ではなく，心臓震盪，急性心筋梗塞など心臓が原因で心停止となること.

注3）：「高齢者施設」とは，老人ホーム，老人保健施設等のこと.

注4）：「リビング・ウィル」とは，人生の最終段階（終末期）を迎えたときの医療の選択について事前に意思表示しておく文書のこと.

時流トピック

日常会話式認知機能評価（Conversational Assessment of Neurocognitive Dysfunction：CANDy）の開発と認知症のスクリーニング

佐藤 眞一[1]・大庭 輝[2]

1. 認知機能検査を受ける苦痛

　認知症の早期発見のためのスクリーニング検査の多くは，被検査者である認知症者の認知機能を正解または不正解の定まったテストによって能力を試す形式で実施される．そのため認知症者では，テストによる質問に答えられなかったことによってネガティブな感情を感じてしまうことがしばしば認められる．Lai ら[1]は，MMSE を実施した際に受ける被検査者の苦痛を調べたところ，健常者（MMSE 平均＝28.8，SD＝2.0）では53％が苦痛なしと答えていたが，認知症者（MMSE 平均＝20.7，SD＝4.0）では苦痛なしは30％にとどまっており，重度の苦痛を感じている者が17％（健常者2％），中等度の苦痛を感じている者が23％（健常者16％），軽度の苦痛を感じている者が30％（健常者29％）と，認知症者の多くがMMSE を受けることで苦痛を感じていることを示した．また健常範囲の者でも半数近くは苦痛を感じていた．

　一方，こうしたネガティブな感情が惹起することによる治療関係への影響を懸念し，検査を実施することに抵抗を感じる医療者もいる[2]．

　しかし他者評価式の検査の場合は，認知症者本人の負担にはならないものの，介護者の主観が反映されるため事実を正確に反映していないことも多い．われわれの研究でも特別養護老人ホームの

筆者：1）大阪大学大学院人間科学研究科
　　　2）京都府立医科大学精神医学教室

介護士が日常的にケアを行っている認知症高齢者の認知機能を正確に把握できていないことが明らかになっている[3,4]．

2. 日常会話による認知機能評価尺度の作成

　そこで，われわれは日常的な会話内容を判定することで，認知症に関する認知機能の低下を評価する方法を開発することにした．2014 年～2016年に行われた開発プロジェクト（平成 26 年度日本生命財団高齢社会実践課題研究助成）において，3 次にわたる調査を行い，最終的に表 1 に示した5 領域 15 項目から構成される日常会話式認知機能評価（Conversational Assessment of Neurocognitive Dysfunction：CANDy）[5]を開発した．

　事前の作業として，文献研究とともに①電話による会話データの分析（認知症高齢者 2 名および健常高齢者 2 名の電話による会話データの分析）と②専門職による予備的検討（精神科医師，臨床心理士および言語聴覚士の 3 名による会話式認知機能評価の項目についての検討）を行い，35 項目からなる尺度を作成した．その後，第 1 次調査として，医師（精神科 18 名，神経内科 1 名）および心理士（臨床心理士 5 名）による専門調査を実施した．調査項目は，「会話中，同じことを繰り返し質問してくる」「尋ねたことと違う答えが返ってくる」など認知症者によくみられる会話の特徴に関する 35 項目について，認知症の進行時期（1.ごく初期～5. 末期の 5 段階），重要度（1. とても重要～5. まったく重要ではないの 5 段階），該当

表 1　日常会話式認知機能評価 CANDy

※評価は 30 分以上の会話を想定して行ってください．複数回の会話時間の合計が 30 分以上でも構いません．会話経験が多い場合は印象による評価も可能です． 頻度の目安 見られることがある……1～2 回，もしくは注意深く聞くと気づくことがある よく見られる　　　……3 回以上，もしくは会話するたびに見られる，この特徴のために，会話の流れが頻繁に途切れる			全く見られない	見られることがある	よく見られる
項目番号	分類番号	評価項目			
1	1—1	会話中に同じことを繰り返し質問してくる （物忘れの有無や程度の評価）	0	1	2
2	1—2	話している相手に対する理解が曖昧である （人物の認識の評価）	0	1	2
3	1—3	どのような話をしても関心を示さない （物事への関心の評価）	0	1	2
4	2—1	会話の内容に広がりがない （思考の生産性や柔軟性の評価）	0	1	2
5	2—2	質問をしても答えられず，ごまかしたり，はぐらかしたりする （取り繕いの有無や程度の評価）	0	1	2
6	2—3	話が続かない （注意の持続力の評価）	0	1	2
7	3—1	話を早く終わらせたいような印象を受ける （会話に対する意欲の評価）	0	1	2
8	3—2	会話の内容が漠然としていて具体性がない （会話の表現力の評価）	0	1	2
9	3—3	平易な言葉に言い換えて話さないと伝わらないことがある （言葉の意味理解の評価）	0	1	2
10	4—1	話がまわりくどい （論理的に話をする力の評価）	0	1	2
11	4—2	最近の時事ニュースの話題を理解していない （社会的な出来事の記憶や関心の有無の評価）	0	1	2
12	4—3	今の時間（時刻）や日付，季節などがわかっていない （時間の流れの理解の評価）	0	1	2
13	5—1	先の予定がわからない （予定に関する記憶の評価）	0	1	2
14	5—2	会話量に比べて情報量が少ない （語彙力や言葉の検索能力の評価）	0	1	2
15	5—3	話がどんどんそれて，違う話になってしまう （話の内容を整理する力の評価）	0	1	2
		合計得点（6 点以上で認知症の疑い有り）			

する神経認知領域（関心，記銘・記憶，見当識，心理・精神症状，その他の 5 領域にチェック，複数回答可），会話特徴が多く認められる原因疾患（アルツハイマー型，脳血管型，レビー小体型，前頭側頭型，その他について回答，複数回答可）をデータとして得た．

第 2 次調査では，心理士 10 名（臨床心理士）および介護士 59 名（介護福祉士を含む介護職員）を対象に 35 項目についての発生頻度の調査を行った．調査は認知症の重症度別に MCI（軽度認知障害），軽度，中等度の認知症の人を思い浮かべてもらい，その人に 35 項目の会話の特徴がどれくら

いみられるかについて尋ねた．その結果，認知症の重症度別に有意差の認められた12項目に加え，内容的に重要と考えられる3項目を加えた15項目からなる尺度を第3次調査で用いることとした．

3．尺度の妥当性と信頼性

第3次調査では，本尺度の信頼性および妥当性の検討を行うことを目的とした．医師13名（精神科医5名，神経内科医8名），心理士10名（臨床心理士9名，臨床発達心理士1名）および訓練を受けた電話相談員13名が行った会話データの評価を分析した．医師・心理士は認知症患者との会話を評価し，電話相談員は健常高齢者との会話を評価した．また医療介護連携の活用可能性について検討するため，高齢者施設に勤める介護職員80名（うち介護福祉士64名）による評価も同時に実施した．なお，評価時の参考になるように評価のポイントや具体的な会話例を記載した使用マニュアルを作成し，配布した．

使用マニュアルは専門職の臨床経験に加え，予備調査で収集した会話例を基に作成した．15項目の会話の特徴については，0．全く見られない，1．見られることがある，2．よく見られるの3件法で尋ねた．合計得点は30点であり，得点が高いほど認知機能が低下していることを示している．

また，既知の相手であれば会話をしなくてもこれまでの印象で評価が可能であるため，対象高齢者との日常会話頻度（1．初めて，2．少ない，3．多い）および評価方法（1．会話による評価，2．これまでの印象による評価）を尋ねた．日常会話頻度が初めて，もしくは少ない場合は30分程度の会話をしたうえで評価をするよう求め，評価に要した会話時間も尋ねた．

さらに各項目が反映している神経認知領域について妥当性の判断を求めた．神経認知領域については，精神科医師，臨床心理士，言語聴覚士の各専門職による協議により該当する領域に関する項目を決定した．1つの項目に複数の神経認知領域

が関連している場合も考えられたため，15項目に対して24の神経認知領域についての判断を求めた．妥当性の尺度として，MMSE日本版，BEHAVE-AD，認知症高齢者の健康関連QOL評価票（QOL-D）を用いた．

その結果，本尺度の平均得点は医師・心理士評価で12.9（±7.5）点，電話相談員評価で1.4（±2.5）点，介護士評価で12.7（±7.3）点であった．また，各項目が反映する神経認知領域については，少なくとも78.3％の医師・心理士が妥当であると評価した．本尺度の信頼性を検討するためにα係数を算出したところ，医師・心理士評価では$\alpha = .90$，電話相談員評価では$\alpha = .85$，介護士評価では$\alpha = .91$であった．MMSEとの相関は，医師・心理士では会話評価（$r = -.621$，$p < .001$），印象評価（$r = -.647$，$p < .001$）いずれにおいても有意であった．一方，印象評価においてのみ，BEHAVE-AD（$r = .703$，$p < .01$），QOLの陰性感情・陰性行動（$r = -.679$，$p < .01$），落ち着きなさ（$r = -.739$，$p < .001$）と有意な相関がみられた．介護士においてもいずれの評価方法でもMMSE（会話：$r = -.624$，$p < .001$；印象：$r = -.691$，$p < .001$），BEHAVE-AD（会話：$r = .375$，$p < .01$；印象：$r = .385$，$p < .05$）とは有意な相関がみられた．QOLでは，会話評価では他者への愛着を除くいずれの要素とも有意な相関がみられた（QOL全体：$r = -.512$，$p < .001$）．一方，印象評価では陽性感情，コミュニケーションについては有意な相関はみられなくなった（QOL全体：$r = -.505$）．MMSEは医師・心理調査においてはBEHAVE-ADやQOLとは有意な相関が見られなかった．介護士調査では，BEHAVE-AD（$r = -.187$，$p < .05$），QOL全体（$r = .496$，$p < .001$）と有意な相関がみられた．

医師・心理士調査の対象者を認知症群（N＝45），電話相談員調査の対象者を健常群（N＝73）とし，尺度のスクリーニング精度を検討した．Cut-offを5/6点とした場合，感度80.0％，特異度94.5％，陽性反応的中度90.0％，陰性反応的中度88.5％，ROC曲線（receiver operator characteristics curve）の曲線下面積（area under the curve：AUC）

は.945であり，十分な精度を示した．なお認知症群をアルツハイマー型認知症（N＝29）に限った場合，Cut-off が 5/6 点で感度 86.2%，特異度 94.5%，陽性反応的中度 86.2%，陰性反応の中度 94.5%，AUC は.953 となり，より精度が向上した．

文　献

1) Lai JM, Hawkins KA, Gross CP, et al.：Self-reported distress after cognitive testing in patients with Alzheimer's disease. J Gerontol A Biol Sci Med Sci, 63：855-859, 2008.

2) Cahill S, Clark M, O'Connell H, et al.：The attitudes and practices of general practitioners regarding dementia diagnosis in Ireland. Int J Geriatr Psychiatry, 23：663-669, 2008.

3) 川口裕見，佐藤眞一：痴呆性高齢者の認知能力の他者評価に関する研究．高齢者のケアと行動科学，8（2）：37-45，2002.

4) 佐藤眞一：情景画課題を用いた老年期痴呆患者における状況認知の特徴およびその精神症状・異常行動との関連．明治学院大学心理学紀要，10：17-28，2000.

5) CANDy ホームページ：http://cocolomi.net/candy/（評価項目と会話マニュアルがダウンロードできます）．

6) 佐藤眞一：日常会話形式による認知症スクリーニング法の開発と医療介護連携．第 24 回ニッセイ財団高齢社会ワークショップ，2016.（http://www.nihonseimei-zaidan.or.jp/kourei/pdf/2016_sato.pdf，参照日：2018 年 11 月 2 日）

7) 大庭　輝，佐藤眞一，数井裕光ほか：日常会話式認知機能評価（Conversational Assessment of Neurocognitive Dysfunction；CANDy）の開発と信頼性・妥当性の検討．老年精神医学雑誌，28：379-388，2017.

8) Oba H, Sato S, Kazui H, et al.：Conversational assessment of cognitive dysfunction among residents living in long-term care facilities. Int Psychogeriatr, 30：87-94, 2018.

学術論文誌「介護予防・健康づくり研究」投稿規定

1．論文の募集と採否

1）投稿内容は，介護予防・健康づくりに関する「原著」などとし，未発表のものに限ります．

2）筆頭投稿者，及び共同研究者は，日本介護予防・健康づくり学会の会員資格を得てください（入会は本誌掲載の入会申込書をご利用ください）．

3）投稿論文の採否は，2名の査読者による査読終了後，学術委員会で決定します．採用が決定した場合には，論文の電子ファイルを提出いただきます．

4）「介護予防・健康づくり」への投稿と明確に区別するため，表紙上段に学術論文誌「介護予防・健康づくり研究への投稿論文」と明記してください．

5）投稿論文の種類は，次のとおりとします．

（1）原著：独創的な研究論文，及び科学的な観察

（2）総説：研究・調査論文の総括

（3）事例報告：介護予防及び健康づくりに関する実践事例報告

（4）資料：介護予防及び健康づくりに関する有用な資料

（5）短報：独創的な研究の短報または手法の改良・提起に関する論文

（6）その他：掲載論文等に対する意見，関連学会の報告，有益な解説など

2．執筆要項

1）原稿1篇の長さは，原則として刷り上がり8ページ（400字原稿用紙32枚）を上限とします．上限を超過した場合の超過ページ印刷代および，図表・写真の印刷に特別な費用を要した場合は実費負担となります．

抄録（和文250字以内），本文，文献，図・表・写真などすべて原稿1篇の長さに含まれます．所定枚数を超過した論文は原則として採用いたしません．ただし，学術委員会で超過を認めた場合に限り，採用いたします．

2）提出する原稿は，オリジナル1部と投稿者名・所属機関・謝辞・付記を削除したコピー1部の計2部をPDF形式のファイルにてお送りください．

3）表紙には，表題，著者名，所属機関，連絡先（e-mailアドレスを含む），キーワード（3〜5語）を必ず明記してください．

4）数字は算用数字を用い，計量単位は，国際単位系（SI）に準拠してください．

5）校正は原則として1回とします．内容の訂正はできません．

6）掲載原稿は原則として返却いたしません．返却が必要な場合はその旨を明記してください．

7）文献の記載は以下の方式に従ってください．

（1）本文中での文献の引用は，例1（著者1名），例2（著者2名），例3（著者3名以上），例4（同一著者・同一年号）のように記してください．

例1）青木（2004）によれば……．……などの報告もある（青木，2004；山田，2005）．

例2）青木・山田（2004）によれば……．Aoki and Yamada（2005）によれば……．

例3）青木ほか（2004）によれば……．Aoki et al.（2005）によれば……．
……とされている（Aoki et al., 2005）．

例4）青木（2004a）は……．青木（2004b）は……．

（2）文献リストの記載はアルファベット順とします．文献リストの著者名は，"ほか""et al."
と省略せず全著者名を記載してください．人名は，姓を先，名を後に表記してください．
（3）文献リストの書き方は以下のように統一してください．｜｜はある場合にのみ記入して
ください．
＜雑誌からの引用＞
著者氏名（発行年）論文名｜副題｜，雑誌名，巻（号）数，引用頁-引用頁
例：青木一郎，山田次郎（2005）老化の数学的解析，発育発達研究，20（1），1-6
Aoki I, Suzuki J（2005）Mathematical analysis on human ageing, Japanese Journal of
Human Growth and Development Research, 10, 1-6
＜書籍からの引用＞
著者，編者氏名（発行年）書名｜副題｜，発行所，引用頁-引用頁，｜全集または叢書名｜
例：山田次郎（2010）認知症と運動の関する文献的考察，杏林出版，100-102
Yamada J（2010）Literature Study on Dementia and Exercise, Kyorin Books, 100-102
8）原稿は，e-mail（PDF ファイルのみ受け付けます）にて下記までお送りください．
原稿送付先：
学術論文誌「介護予防・健康づくり研究」編集事務局（（株）杏林書院内）
e-mail：JSNWHP@kyorin-shoin.co.jp
投稿原稿に関する問い合わせ先は，次のとおりです．
問い合わせ先：
〒 113-0034　東京都文京区湯島 4-2-1
学術論文誌「介護予防・健康づくり研究」編集事務局（（株）杏林書院内）
Tel. 03-3811-4887/Fax. 03-3811-9148/e-mail：JSNWHP@kyorin-shoin.co.jp

3．著作権

論文内容の電子配信システムへの便宜を鑑み，論文の著作権は本学会に帰属するものといたします．

（平成 26 年 4 月 1 日制定）

日本介護予防・健康づくり学会会則

平成 25 年 8 月 27 日施行
平成 30 年 4 月 1 日改定
平成 30 年 11 月 17 日改定

第 1 章　総則

第 1 条　本会を日本介護予防・健康づくり学会と称する（英文名：Japan Society of Health Promotion for Successful Aging）.

第 2 条　本会は，介護予防，健康，運動に関する科学的研究並びにその連絡協同を促進し，この分野の研究の発展を図り，さらに実践に資することを目的にする.

第 2 章　事業

第 3 条　本会は，第 2 条の目的を達成するために，次の事業を行う.

（1）学会大会，学術講演会，研修会の開催.

（2）日本体育学会の介護福祉・健康づくり専門領域としての事業.

（3）学会誌「介護予防・健康づくり研究」（英文名：Japanese Journal of Health Promotion for Successful Aging）および一般啓発誌の刊行.

（4）会員の研究に資する情報の収集と紹介.

（5）その他本会の目的に資する事業.

第 4 条　学会大会は，毎年 1 回以上開催する.

第 3 章　会員

第 5 条　会員の種別は次の通りとする.

（1）正 会 員：介護予防・健康づくりに関連する諸科学の研究者および本会の目的に賛同する個人.

（2）名誉会員：本会に貢献のあった個人で，理事会が推薦し，総会で承認されたもの.

（3）名誉理事：本会に貢献のあった個人で，理事会が推薦し，総会で承認されたもの.

（4）賛助会員：本会の目的に賛同する個人あるいは団体で，理事会の承認を受けたもの.

第 6 条　会員は会費を納入しなければならない.

（1）正 会 員：年額　5,000 円（学生会員 3,000 円）

（2）名誉会員・名管理事：徴収しない.

（3）賛助会員：年額 1 口（5 万円）以上.

第 7 条　本会に入会を希望するものは，所定の手続きを経て，入会申込書，会費を添えて本会事務局に申し込むものとする.

第 8 条　会員は，本会の学会誌「介護予防・健康づくり研究」，その他研究情報に関する刊行物の配布を受けることができる.

第 9 条　原則として 2 年間会費を滞納したものは退会したものとみなす.

第 4 章　役員

第 10 条　本会に次の役員をおく.

会 長　　1 名
副会長　　2 名
理 事　　20 名程度
監 事　　2 名

第 11 条　役員は次の各項により選任される.

(1) 会長は理事会が推薦し，総会において決定する.

(2) 理事は会員の 3 名連記の投票により決定する.

(3) 理事のうち 2 名は会長が委嘱することができる.

(4) 監事は会長が委嘱する.

第 12 条　役員の職務は次の通りとする.

(1) 会長は本会を代表し，会務を総括する.

(2) 理事は理事会を構成し，会務を処理して本会運営の責にあたる.

(3) 監事は本会の会務を監査する.

第 13 条　役員の任期は次の通りである.

(1) 会長・副会長・理事・監事は 1 期 3 年とし，再任を妨げない.

第 5 章　顧問

第 14 条　本会に顧問をおくことができる.

第 6 章　会議

第 15 条　総会は本会の最高議決機関であり，次の事項を審議決定する.

(1) 事業報告及び収支決算.

(2) 事業計画及び収支予算.

(3) 会則の改正.

(4) その他の重要事項.

第 7 章　会計

第 16 条　本会の経費は次の収入によって支出する.

(1) 会員の会費.

(2) 事業収入.

(3) 他よりの助成金及び寄付金.

第 17 条　本会の会計年度は毎年 4 月より翌年 3 月までとする.

第 8 章　設立年月日

第 18 条　本会は平成 25 年 8 月 27 日に設立した.

第 9 章　付則

第 19 条　本会の事務局は当分の間，筑波大学体育系に置く.

第 20 条　本会則は平成 30 年 11 月 17 日より施行する.

所在地

〒 305-8574

茨城県つくば市天王台 1-1-1

筑波大学体育系内（大藏研究室気付）

日本介護予防・健康づくり学会事務局

Tel：029-853-8929／Fax：029-853-2989

e-mail：jshpsa.info@gmail.com

日本介護予防・健康づくり学会　役員名簿

役　職	氏　名	所　属
会　長	田中喜代次	筑波大学名誉教授
名誉理事（前会長）	小林　寛道	東京大学名誉教授　静岡産業大学客員教授
副会長	坂本　静男	早稲田大学教授
副会長	久野　譜也	筑波大学教授
理事（栄養）	濱田広一郎	大塚製薬株式会社佐賀栄養製品研究所
理事（療育）	桧垣　靖樹	福岡大学教授
理事（ICT）	神田　宗宏	日本マイクロソフト株式会社
理事（福祉）	金川　朋子	東京福祉大学講師
理事（療育）	木村みさか	京都学園大学教授
理事（療育）	三宅　基子	京都学園大学准教授
理事（保健）	中板　育美	日本看護協会
理事（栄養）	大谷　勝	元・東京大学特任教授
理事（体育）	岡　浩一朗	早稲田大学教授
理事（都市）	仙田　満	株式会社環境デザイン研究所
理事（体育）	重松　良祐	三重大学教授
理事（医学）	新開　省二	東京都健康長寿医療センター研究所副所長
理事（体育）	竹島　伸生	朝日大学教授
理事（栄養）	田中　弥生	関東学院大学教授
理事（医学）	鳥居　俊	早稲田大学准教授
理事（老年学）	島田　裕之	国立長寿医療研究センター予防老年学研究部部長
理事（医学）	水上　勝義	筑波大学教授
理事（体育）	本山　貢	和歌山大学教授
監事	澤田　亨	早稲田大学教授
幹事（学会事務局担当）	館　俊樹	静岡産業大学准教授
幹事（学会誌編集担当）	田邉　解	駒沢女子大学准教授
幹事（学会大会担当）	塚尾　晶子	株式会社つくばウエルネスリサーチ
幹事（学会事務局担当）	根本みゆき	筑波大学附属病院病院講師
幹事（学会事務局担当）	辻　大士	千葉大学特任助教

日本介護予防・健康づくり学会　入会申込について

　日本体育学会会員の方は，本学会のウェブサイト（https://sites.google.com/view/kaigoyobo-kenkozukuri/）にて会員情報を登録するとともに，日本体育学会のウェブサイトの会員マイページ編集にて「専門領域：介護福祉・健康づくり」にチェックを入れて会員情報を変更してください．当該年度における日本体育学会会費の引き落とし時に，自動引き落としされます．日本体育学会会員以外の方は，本学会のウェブサイトでの会員登録と会費（入会金は無し）の払い込みをお願いいたします．

● 納入金額

- ・年会費：5,000 円（学生会員は 3,000 円）
- ・雑誌「介護予防・健康づくり」（年 2 回）の購読が無料になります．
- ・会計年度は 4 月 1 日～翌年 3 月 31 日です．
- ・入会手続き後に，その年度内既刊の「介護予防・健康づくり」を送付します．

● 会費納入先

- ・ゆうちょ銀行口座からお振込みの場合

　　　記号：10130　　番号：99408491

　　　名義：日本介護予防・健康づくり学会（ニホンカイゴヨボウケンコウヅクリガッカイ）

　※郵便振替（払込取扱票を用いて ATM での送金）はご利用できません．ゆうちょ銀行の通帳からお振込ください．

　※通帳の「振替口座開設（送金機能）」欄に○印がない場合は送金できません．

- ・他銀行口座からお振込みの場合

　　　銀　行　名：ゆうちょ銀行（金融機関コード：9900，店番 018）

　　　支　店　名：○一八店（ゼロイチハチ店）

　　　預金項目：普通預金　　口座番号：9940849

　　　名　　　義：日本介護予防・健康づくり学会（ニホンカイゴヨボウケンコウヅクリガッカイ）

　　　日本介護予防・健康づくり学会事務局

　　　〒 305-8574

　　　茨城県つくば市天王台 1-1-1

　　　筑波大学体育系内（大藏研究室気付）

　　　Tel：029-853-8929／Fax：029-853-2989

　　　e-mail：jshpsa.info@gmail.com

　　　URL：https://sites.google.com/view/kaigoyobo-kenkozukuri/

執筆者紹介

清野 諭（せいの　さとし）
現職：東京都健康長寿医療センター研究所社会参加と地域保健研究チーム研究員（主任）

博士（スポーツ医学），健康運動指導士．
筑波大学大学院人間総合科学研究科スポーツ医学専攻修了後，日本学術振興会特別研究員（PD）を経て，現職．専門は老年学，老年体力学．

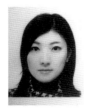

根本 みゆき（ねもと　みゆき）
現職：筑波大学附属病院認知症疾患医療センター病院講師

筑波大学大学院人間総合科学研究科修了．博士（スポーツ医学）．
高齢者の身体機能，身体組成，認知機能について研究を進めています．また，各地域・病院で高齢者への健康支援活動に従事しています．

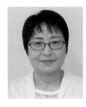

三宅 眞理（みやけ　まり）
現職：関西医科大学衛生・公衆衛生学講座講師

関西医科大学大学院医学研究科修了．学術博士（医学），NPO法人西宮認知症予防会副理事長
「認知症の人と踊るダンスヘルスプロモーション」の実践．ICTを用いた介護労働の軽減についての研究を行っている．

深江 克尚（ふかえ　かつひさ）
現職：加西市健康福祉部健康課長

平成元年加西市役所入庁，平成24年4月加西市教育委員会文化スポーツ課長，平成27年7月加西市ふるさと創造部課長（あるくまちづくり推進担当），平成28年4月より現職．

田中 和美（たなか　かずみ）
現職：神奈川県立保健福祉大学保健福祉学部栄養学科教授

平成30年厚生労働省「高齢者の保健事業と介護予防の一体化実施」有識者会議構成員，「管理栄養士国家試験出題基準（ガイドライン）改定検討会」構成員．

秋下 雅弘（あきした　まさひろ）
現職：東京大学大学院医学系研究科加齢医学（老年病学）教授，同附属病院副院長，老年病科科長，同大学高齢社会総合研究機構副機構長

東京大学医学部卒業．東京大学助手，米国スタンフォード大学研究員，ハーバード大学研究員，杏林大学高齢医学助教授，東京大学助教授，准教授を経て現職．
専門は老年医学．日本老年医学会副理事長，日本老年薬学会代表理事，日本動脈硬化学会理事などを務める．主な著書：薬は5種類まで—中高年の賢い薬の飲み方—（PHP新書，2014）．

藤原 佳典（ふじわら　よしのり）
現職：東京都健康長寿医療センター研究所社会参加と地域保健研究チーム研究部長（チームリーダー）

北海道大学医学部卒，京都大学大学院医学研究科修了（医学博士）．京都大学病院老年科などを経て平成23年より現職．世代間交流・多世代共生の地域づくり・ソーシャルキャピタルの視点から高齢者の社会参加と介護予防・認知症予防について実践的研究を進めている．
日本老年医学会評議員，日本老年社会科学会理事，日本世代間交流学会副会長，内閣府高齢社会対策の基本的在り方等に関する検討会委員他，多数の自治体の審議会座長を歴任．

渡邉 寬（わたなべ　ゆたか）
現職：取手北相馬保健医療センター医師会病院循環器科副病院長／循環器センター長，筑波大学附属病院臨床教授

昭和56年に筑波大学卒業，三井記念病院を経て筑波大学心臓血管外科で研修．杏林大学胸部外科，筑波大臨床医学系循環器外科講師．平成20年9月から現職．平成27年4月1日からは筑波大学附属病院臨床教授．心臓血管外科と循環器科を担当．
静脈を含む血管疾患と不整脈，特にペースメーカの植込みと管理に経験豊富．現在は大学と連携を取りつつ大学病院の最先端医療と地域医療の橋渡しを目指して活動中．筑波大学から医学博士号授与され，米国胸部外科学会国際会員，アジア心臓血管外科学会正会員．日本外科学会および日本胸部外科学会の指導医，外科および脈管専門医，日本不整脈学会の評議員．

野﨑 礼史（のざき　れいじ）
現職：茨城西南医療センター病院消化器外科科長

2002年，筑波大学医学専門学群卒業，医学博士．
日本外科学会外科専門医，日本消化器外科学会消化器外科専門医・指導医，日本静脈経腸栄養学会認定医など．
勤務医の傍ら，マスターズ陸上の短距離選手として日本一を目指して現在もトレーニング中．

立川 法正（たちかわ　のりまさ）
現職：筑波記念病院救急科

杏林大学医学部卒業．
日本救急医学会救急科専門医，日本航空医療学会航空医療医師指導医，日本臨床救急医学会学校へのBLS教育導入に関する検討委員会委員，日本AED財団減らせ突然死プロジェクト実行委員．茨城PUSH代表．
「学校での突然死ゼロ」に向けて「小学校からの教諭による救命教育」に取り組んでいる．

佐藤 眞一（さとう　しんいち）
現職：大阪大学大学院人間科学研究科教授

老年行動学，生涯発達心理学専攻．博士（医学）．
現在は，認知症者のコミュニケーションの研究に注力している．それ以外には，中高年期に遭遇するライフイベント経験から生じる孤立・孤独，それらを乗り越えたときに発達する知恵，叡智，孤高を含む高齢期の心理学的諸側面についての研究を行っている．

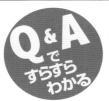

Q&Aですらすらわかる 体内時計健康法
時間栄養学・時間運動学・時間睡眠学から解く健康

著　田原　優　カリフォルニア大学ロサンゼルス校助教
　　柴田重信　早稲田大学理工学術院教授

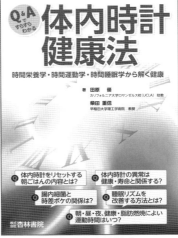

- 海外に行く時に感じる時差ボケ，それに伴う眠気や頭痛．実は，まだ時差ボケの完全な解決方法はありません．ただし，体内時計の分子メカニズムは，「時計遺伝子Clock」の発見によりここ20年で劇的に研究が進みました．どうして細胞が約24時間を刻めるのかは，おおむね説明ができるようになったのです．また，体内時計の乱れは多くの疾患と関係していることも明らかになりました．
- 本書では，体内時計にかかわる現代的なトピックから40項目を厳選し，Q&Aで疑問に答えます．1つのクエスチョンは，見開き4ページで完結しており，すらすら読み進められるように構成しています．始めから順番に読み進めるも良し，気になるクエスチョンを見つけて読んでみるのも良いでしょう．
- A5判・176頁・図表83点　定価（本体2,400円＋税）

978-4-7644-1183-8

Q1　親時計と子時計とは？	Q20　腸内細菌と体内時計の関係は？
Q2　時計遺伝子とは？	Q21　体内時計の同調に対する自発運動と強制運動の違いは？
Q3　エネルギー代謝を制御する腹時計とは？	Q22　骨格筋や骨の体内時計とは？
Q4　妊婦さんと赤ちゃんの体内時計の関係は？	Q23　運動パフォーマンスは時間で異なるか？
Q5　時計遺伝子のSNPsと疾患の関係は？	Q24　脂肪燃焼によい運動の時間帯は？
Q6　体内時計の異常と健康・寿命の関係は？	Q25　夜遅い運動は体内時計に悪影響？
Q7　時差ぼけ，社会的時差ぼけとは？	Q26　ストレスが体内時計に及ぼす影響は？
Q8　サルとマウスの時計遺伝子発現プロファイルの違いは？	Q27　酸化ストレスと体内時計の関係は？
Q9　ヒトの体内時計の状態を測定する方法とは？	Q28　低酸素シグナルと体内時計の関係は？
Q10　季節性変動リズムとは？	Q29　運動の中枢時計への作用とは？
Q11　メラトニンは睡眠薬か，それとも体内時計の同調サプリか？	Q30　脳のセロトニン神経リズムと運動の関係は？
Q12　体内時計の同調と朝ごはん・夕ごはんの役割とは？	Q31　体内時計の不調は不眠をもたらすか？
Q13　体内時計の同調を起こす朝ごはんの内容とは？	Q32　睡眠薬は体内時計に影響を及ぼすか？
Q14　血糖・インスリン反応からみた朝ごはんと夕ごはんの違いはなにか？	Q33　体内時計からみたシェスタの意味は？
Q15　体内時計の同調に寄与する機能性食材とは？	Q34　覚せい剤による体内時計の乱れとは？
Q16　カフェインの体内時計や肥満における作用とは？	Q35　アルコールと体内時計の関係は？
Q17　牛乳は朝飲む派，夜飲む派？	Q36　認知症における睡眠と時計の乱れは？
Q18　交替制勤務へ時間栄養学を応用するには？	Q37　オレキシンと体内時計の関連は？
Q19　朝食欠食派と朝食摂食派の違いはなにか？	Q38　睡眠時無呼吸症候群と体内時計の関係は？
	Q39　睡眠リズムに影響を与える機能性食品は？
	Q40　青色光の体内時計，睡眠への作用は？

株式会社 杏林書院　〒113-0034　東京都文京区湯島4-2-1
Tel. 03-3811-4887　Fax. 03-3811-9148
http://www.kyorin-shoin.co.jp

2018年12月1日発行　介護予防・健康づくり　Vol. 5 No. 2　年2回発行　ISSN2434-1614

疲労と身体運動
スポーツでの勝利も健康の改善も疲労を乗り越えて得られる

新刊

編著　**宮下　充正**　東京大学名誉教授

[執筆者]
野崎大地／東郷史治／川上泰雄／樋口　満／田畑　泉
定本朋子／八田秀雄／福崎千穂／星川佳広／平野裕一
立　正伸／水村（久埜）真由美／沢井史穂／飯塚太郎
村松　憲／岡川　暁／布目寛幸／小田伸午／松浦大輔
甲田道子／恵土孝吉／船渡和男／石毛勇介／藤田善也
山地啓司／山本正嘉／岸　哲史／高嶋直美／中澤公孝
中島みづき

● A5判・248頁・図表143点　定価（本体2,400円＋税）

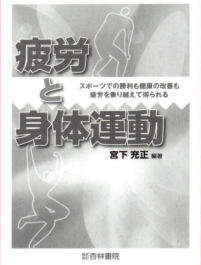

978-4-7644-1187-6

- 「目がしょぼしょぼする」「腕に力が入らなくなった」「からだがだるくなった」など疲れは，いろいろな部分でさまざまに表現されます．では，「疲れ」とは一体何なのでしょうか？本書では，スポーツや健康に関連する身体運動と疲労の関係について，理論面（身体の諸機能）と実際面（健康やスポーツ競技）からアプローチしています．
- 理論的背景では，脳・神経・筋・エネルギー供給機構と疲労がどのようにかかわっているのかを，エビデンスをベースとして解説しています．また，効果をもたらす運動強度や過労を引き起こさない適度な運動強度と継続時間についても言及しています．
- 続く理論と実際では，トレーニング効果をもたらす身体運動にはどの程度の疲労感が適度なのかを持久力・筋力・健康づくりの面から活動基準を示しながら解説しています．また，青少年・中高年・健康寿命といった年齢と疲労の関係についても言及しています．さらに，近年増加している登山についても，安全・快適・健康的な登山をするための指針を示しています．
- 競技スポーツでは，短時間運動と長時間運動に分け，各競技種目ごと身体運動量と疲労が起こるメカニズムや疲労を残さない休養の仕方などが記述されています．また，睡眠・栄養摂取・筋への刺激（ストレッチングやマッサージ）による疲労からの回復について具体例を交えながら詳述しています．
- 各項目は見開き4～8ページで完結するように構成しています．始めから順番に読み進めるも良し，気になる項目を見つけて読んでみるのも良いでしょう．

概略目次
序：疲労と身体運動再考

1章　理論的背景
1章1．脳と疲労
1章2．末梢の神経・筋系機能と疲労
1章3．エネルギー供給機構からみた疲労
1章4．効果をもたらす運動強度

2章　理論と実際
2章1．疲労を感じる程度の身体運動がトレーニング効果をもたらす
2章2．年齢と疲労
　(1)青少年にみられる運動実践がもたらす疲労
　(2)中高年の運動不足解消と疲労
　(3)身体活動量からみた疲労と健康寿命
2章3．短時間運動が発生させる疲労
　(1)個人球技の身体活動量
　(2)集団球技の身体運動量
　(3)格闘技の身体運動量
2章4．長時間運動の成績と疲労
　(1)ペース配分を誤ると成績は落ちる：
　(2)ペース配分の獲得
　(3)ラストスパートが可能な理由
2章5．登山と疲労
2章6．疲労と回復
　(1)短時間の休養による回復
　(2)睡眠による回復
　(3)栄養摂取による回復
　(4)筋への刺激による回復
2章7．障害者の運動参加と疲労

株式会社 杏林書院　〒113-0034　東京都文京区湯島 4-2-1
Tel. 03-3811-4887　Fax. 03-3811-9148
http://www.kyorin-shoin.co.jp

978-4-7644-1198-2　C3047　¥1000E　定価（本体1,000円＋税）　　発売：(株)杏林書院

2018年10月1日発行　子どもと発育発達　Vol.16 No.3　年4回：4,7,10,1月の1日　ISSN1348-3056

子ども と 発育発達

日本発育発達学会編
Vol.16 No.3

3

特集

発育発達と多様性・格差

子どもの学力の成層性
　〜家庭環境における経済的資源と文化的資源の機能の差異〜……髙木誠一
男女差をめぐる発育発達研究とジェンダー……高峰　修
日本における多様な子どもの健康と健康格差
　〜『子どものからだと心白書』を基に〜……野井真吾・山田直子・山本晃弘
格差を是正する保育環境・子育て環境
　〜「子ども中心の保育」と「共有型しつけ」を通してどの子も伸びる〜……内田伸子
日本と中国の多様性・格差を比較する
　〜国際比較の視点で日本の格差を考える〜……城所哲宏・鈴木宏哉
子どもの運動・スポーツ実施に及ぼす家庭環境
　〜4−11歳のスポーツライフに関する調査2017より〜……武長理栄
子どもの体格や運動能力の発育発達におよぼす遺伝の影響
　……宮本（三上）恵里・熊谷　仁・福　典之

連載

遊びの世界／身体組成研究備忘録
日本発育発達学会第17回大会のご案内（第3報）

発育発達研究 第81号

狩猟採集民ムラブリの握力の発達に関する研究
　……大澤清二・下田敦子・シスコンタミット　サターバン・プラディット　ナリット
生涯にわたる首輪装着がカヤン女性の首の長さをどのように変えるか：
　いわゆる首長族，カヤン女性の幼児期から70歳までの首の長さの年齢変化について
　……下田敦子・大澤清二・タンナイン・ジョネイ
狩猟採集民ムラブリの体重，座高と長い発育期と生涯を2期に分けるBMIの特徴について
　……大澤清二・下田敦子・シスコンタミット　サターバン・プラディット　ナリット

株式会社 **杏林書院**

子どもと発育発達　バックナンバーのご案内

16巻1号　子どもの体力・運動能力の二極化解消
- 全国体力・運動能力,運動習慣等に関する調査が取り組む二極化解消 …………………………………………西嶋尚彦
- 体力・運動能力の二極化傾向の出現とその後の影響 ………春日晃章
- 子どもの貧困と体力・スポーツ格差 ……………………清水紀宏
- 運動の得意苦手,好き嫌いによる楽しさを感じる瞬間の違い…中野貴博
- 自ら運動させるための行動科学的アプローチ …………上地広昭
- 子どもの感覚に合った運動指導 …………………………三輪佳見
- 学びの二極化に対応するこれからの体育授業 …………佐藤善人
- アクティブ・チャイルド・プログラムが果たす役割 …青野　博
- 運動が苦手な子のための運動遊び指導とその効果 ……小椋優作他

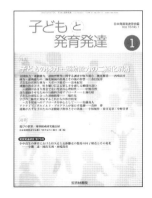

16巻2号　子どもの発達や行動変容を促す介入研究・教育のあり方
- 子どもの可能性を広げるスポーツ活動のあり方をめぐって……青木拓巳他
- コミュニケーション・ワークのゲームからみた子どもの変容……中西　純
- 東日本大震災後の環境の変化が子どもに与える影響 ……鈴木宏哉
- 生活習慣の改善を目指した介入研究の効果 ……………下田敦子
- 貧困世帯の子どもの食生活に関する事例研究 …………林　明子
- 行動変容を促す教育実践 …………………………………家田重晴他
- 中学生のパフォーマンス向上が期待できる体育授業の取り組み……小山　浩
- 小学生のパフォーマンス向上が期待できる体育授業の取り組み……長野敏晴
- 幼児の運動介入プログラムのあり方をめぐって ………菊田文夫他
- 幼児期の運動遊びプログラムの導入が就学後（小学校1年生）の体力に及ぼす影響 ……………………鈴木和弘他

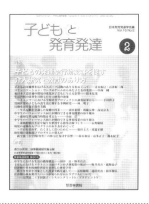

1巻3号	子どもの遊び	9巻3号	食育の再考
1巻4号	子どものからだと栄養	9巻4号	子どもの成育環境と健康
1巻5号	子どもの動作	10巻1号	子どもの健康と生活〜30年間の変化〜
1巻6号	子どもの生活	10巻2号	子どもの情緒を豊かにする活動
2巻1号	子どもとスポーツ	10巻3号	子どもの社会性の形成・発達の基礎基盤
2巻4号	家族と子ども	10巻4号	子どもの社会性を育む
2巻6号	子どものこころ・子どものからだ	11巻1号	子どもへの震災の影響
3巻1号	子どもの動作発達	11巻2号	動物の動き・人間の動き
3巻2号	子どもにとって体力とは何か	11巻3号	発達障害と運動支援の可能性
3巻4号	思春期のからだ	11巻4号	幼児になぜ運動が必要か
4巻2号	地域で育む子どもの心とからだ	12巻2号	子どものからだと活動を支える栄養
4巻3号	アジアの子どもの遊びと発達	12巻3号	子どもへの文化の伝承
4巻4号	子どものからだと躾	12巻4号	スキャモンの発育曲線を読み解く
5巻1号	幼児体育指導者の資格創成	13巻1号	子どもの成長を促す体育の役割
5巻2号	子どもを元気にする環境	13巻2号	からだの成長と調節機能
5巻3号	大学が取り組む"子ども力"の育成	13巻3号	おとなの発育発達
5巻4号	子どものスポーツ英才教育	13巻4号	子どもの才能と教育
6巻1号	食育の現状	14巻1号	21世紀における発育発達研究の課題をめぐって1
6巻2号	身体活動と生活（活動）	14巻2号	21世紀における発育発達研究の課題をめぐって2
6巻3号	遊びと遊具	14巻3号	肥満とやせをめぐる評価と発育発達学の諸問題
6巻4号	「学校」という子どもが育つ環境	14巻4号	スポーツの競技特性と発育発達
7巻1号	発育発達データを解析する最新の手法	15巻1号	多領域からみた発達の至適時期
7巻2号	子どものからだの仕組みとはたらき	15巻2号	子どもの発達とロコモーション
7巻3号	子どもの行動と多様化	15巻3号	子どものおもちゃ・遊びと発達のかかわり
7巻4号	子どもにとって大切な動きとは何か	15巻4号	子どもの発育発達に対する自然環境・社会環境の決定要因

1〜9巻　定価(本体1,000円+税)　10巻〜　定価(本体1,700円+税)　※上記以外は,現在,品切れとなっております.
在庫状況は,杏林書院HP<http://www.kyorin-shoin.co.jp/>にてご確認ください.